ケア・処置

精神・心理

付録

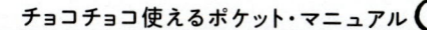

チョコチョコ使えるポケット・マニュアル

豆チョコ

# 消化器ケア

東京労災病院外科 竹田 泰 監修

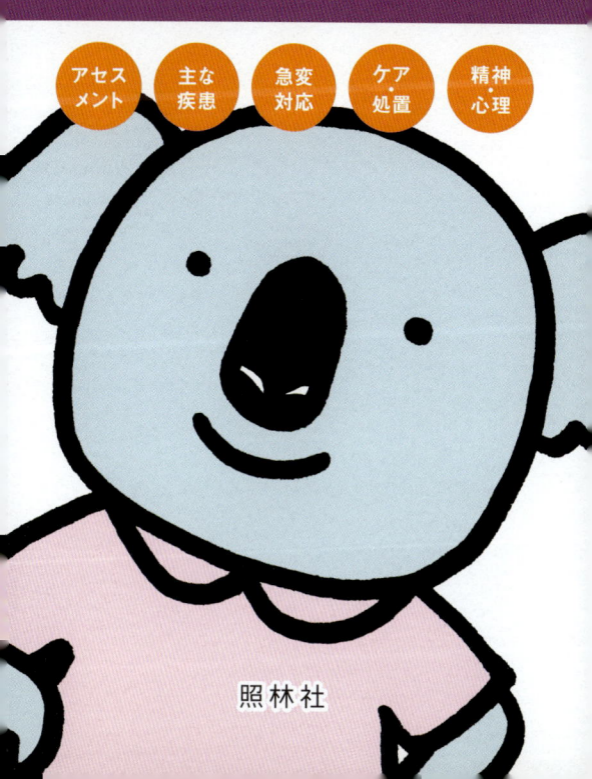

- アセスメント
- 主な疾患
- 急変対応
- ケア・処置
- 精神・心理

照林社

# 口絵
## 身体前面から見た内臓系

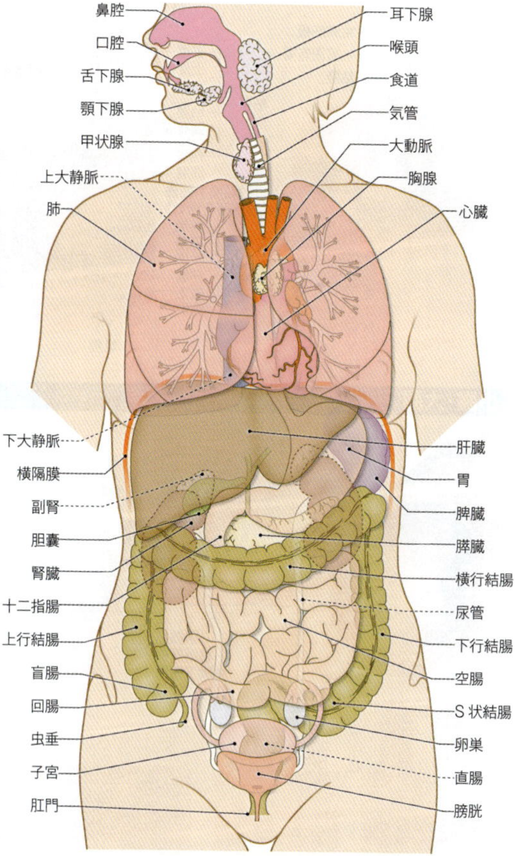

# 口絵
## 消化管壁の構造

### 食道

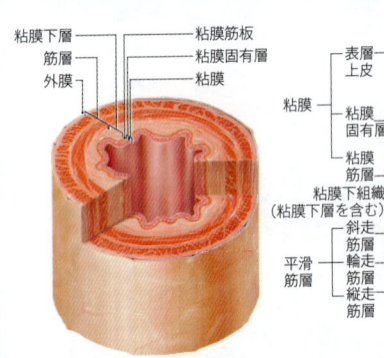

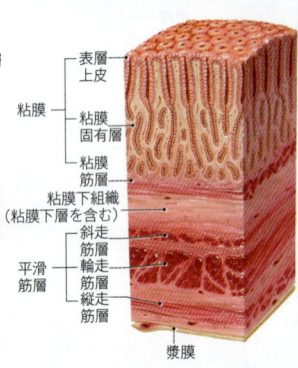

- 粘膜下層
- 筋層
- 外膜
- 粘膜筋板
- 粘膜固有層
- 粘膜

### 胃

- 粘膜
  - 表層上皮
  - 粘膜固有層
  - 粘膜筋板
- 粘膜下組織（粘膜下層を含む）
- 平滑筋層
  - 斜走筋層
  - 輪走筋層
  - 縦走筋層
- 漿膜

### 小腸・大腸

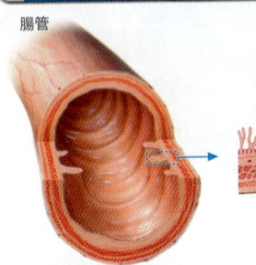

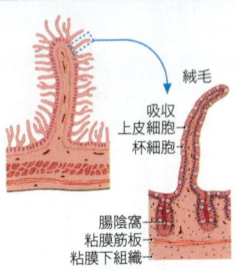

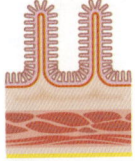

腸管

絨毛
- 吸収上皮細胞
- 杯細胞
- 腸陰窩
- 粘膜筋板
- 粘膜下組織

空腸　絨毛が豊富で長い

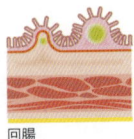

回腸　絨毛は少ない

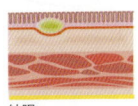

結腸　絨毛ない、リンパ小節形成

# 食道・胃の区分

## 食道の区分

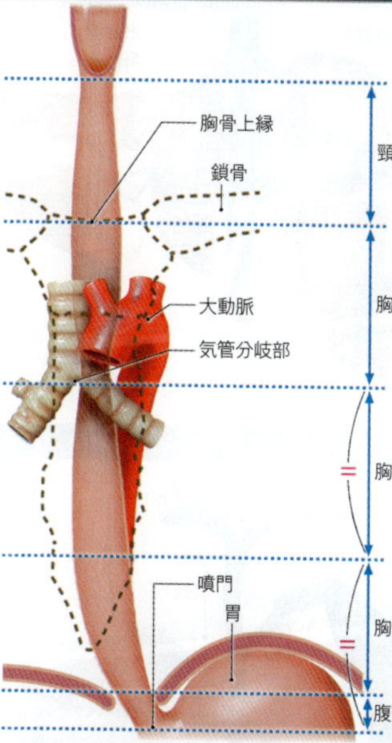

- 胸骨上縁
- 鎖骨
- 大動脈
- 気管分岐部
- 噴門
- 胃

- 頸部食道（Ce）
- 胸部上部食道（Ut）
- 胸部中部食道（Mt）
- 胸部下部食道（Lt）
- 腹部食道（Ae）

## 胃の区分

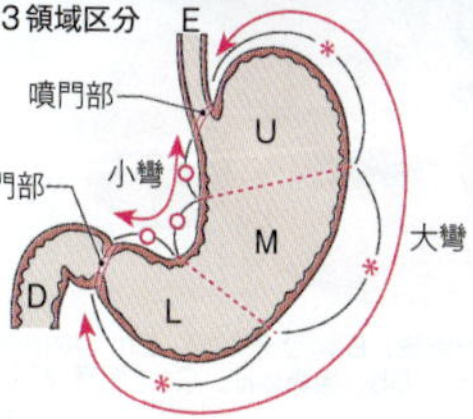

胃の3領域区分

- 噴門部
- 幽門部
- 小彎
- 大彎
- E：食道
- U：胃上部
- M：胃中部
- L：胃下部
- D：十二指腸

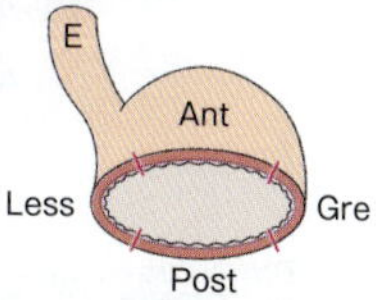

胃の断面

- E
- Ant
- Less
- Gre
- Post

U：胃上部、M：胃中部、L：胃下部、E：食道、D：十二指腸
小彎：小（Less）、大彎：大（Gre）、前壁：前（Ant）、後壁：後（Post）

# 口絵
## 肝臓・胆嚢の区分

### 肝区域

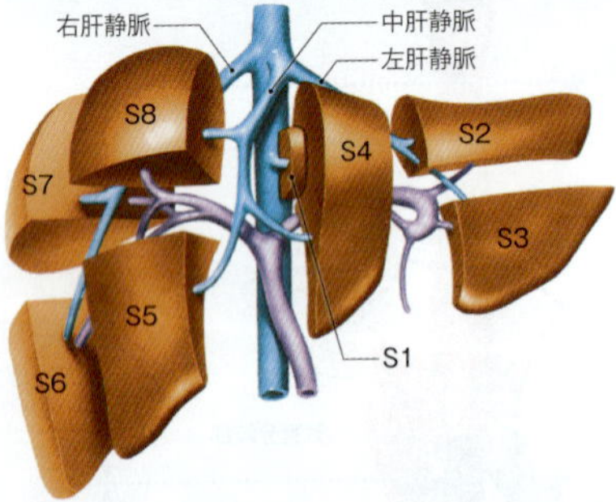

### 肝外胆道系の区分

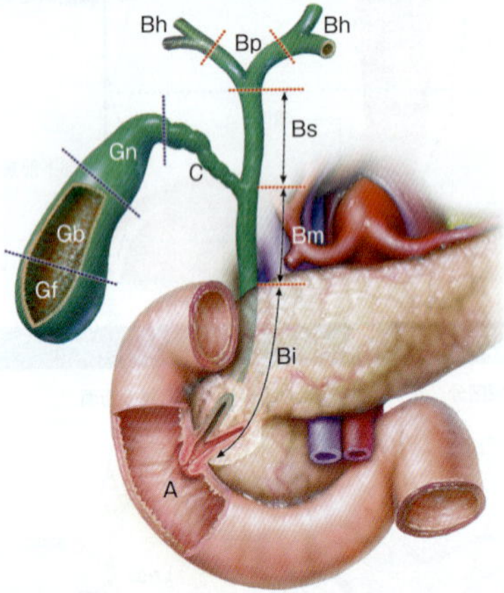

Bh：肝内胆管、Bp：肝門部胆管、Bs：上部胆管、Bm：中部胆管、Bi：下部胆管、Gf：胆嚢底部、Gb：胆嚢体部、Gn：胆嚢頸部、C：胆嚢管、A：乳頭部

# 膵臓・大腸の区分

## 膵臓の区分

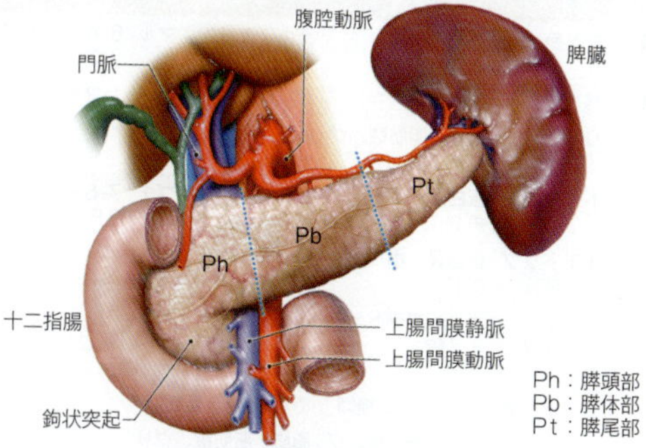

腹腔動脈
門脈
脾臓
Pt
Pb
Ph
十二指腸
上腸間膜静脈
上腸間膜動脈
鉤状突起

Ph：膵頭部
Pb：膵体部
Pt：膵尾部

## 大腸の区分

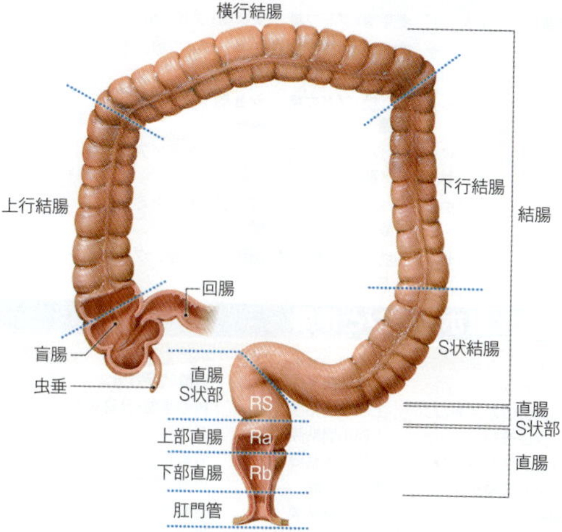

横行結腸
上行結腸
下行結腸
結腸
回腸
盲腸
S状結腸
虫垂
直腸S状部 RS
上部直腸 Ra
下部直腸 Rb
直腸S状部
直腸
肛門管

# 口絵
## 消化液・消化管ホルモンと作用

### 消化液

| 消化液 | 消化酵素 | 基質 | 分解産物 | pH | 1日量 |
|---|---|---|---|---|---|
| 唾液 | アミラーゼ | でんぷん | デキストリン、マルトース | 6.8～7.0 | 1000～1500mL |
| 胃液 | ペプシン | 蛋白質 | ポリペプチド | 1.2～2.5 | 1500～3000mL |
| | リパーゼ | 脂肪・脂肪酸、グリセリド | 脂肪・脂肪酸、グリセリド | | |
| 膵液 | トリプシン | 蛋白質・ポリペプチド | 蛋白質・ポリペプチド | 7.5～8.8 | 1500～3000mL |
| | キモトリプシン | 蛋白質・ポリペプチド | 蛋白質・ポリペプチド | | |
| | カルボキシペプチダーゼ | ポリペプチド・アミノ酸 | ポリペプチド・アミノ酸 | | |
| | アミラーゼ | でんぷん・二糖類 | でんぷん・二糖類 | | |
| | リパーゼ | 脂肪・脂肪酸、グリセリド | 脂肪・脂肪酸、グリセリド | | |
| 胆汁 | | | | 6.8～7.4 | 500mL |
| 腸液 | マルターゼ | 麦芽糖・ブドウ糖 | 麦芽糖・ブドウ糖 | 7.8～8.3 | 2000～3000mL |
| | ラクターゼ | 乳糖・ブドウ糖、ガラクトース | 乳糖・ブドウ糖、ガラクトース | | |
| | スクラーゼ | ショ糖・ブドウ糖、果糖 | ショ糖・ブドウ糖、果糖 | | |
| | アミノペプチダーゼ | ポリペプチド・アミノ酸 | ポリペプチド・アミノ酸 | | |
| | ジペプチダーゼ | ジペプチド・アミノ酸 | ジペプチド・アミノ酸 | | |
| | リパーゼ | 脂肪・脂肪酸、グリセリド | 脂肪・脂肪酸、グリセリド | | |

### 消化管ホルモンと作用

| | 産生・分泌部位 | 主な作用 |
|---|---|---|
| ガストリン | 幽門粘膜 | 胃酸(塩酸)分泌を促進 |
| エンテロガストロン | 上部小腸粘膜 | 胃の運動・分泌を抑制 |
| セクレチン | 上部小腸粘膜 | 膵液を分泌 |
| コレシストキニン | 上部小腸粘膜 | 胆囊を収縮させ、膵液を分泌 |
| ソマトスタチン | 胃、腸、膵 | 胃酸・膵液分泌抑制 |
| GIP | 上部小腸粘膜 | 胃液分泌抑制 |
| VIP | 全消化管 | 腸液分泌抑制 |
| モチリン | 上部小腸粘膜 | 胃の蠕動を促進 |

## 消化・吸収のメカニズム

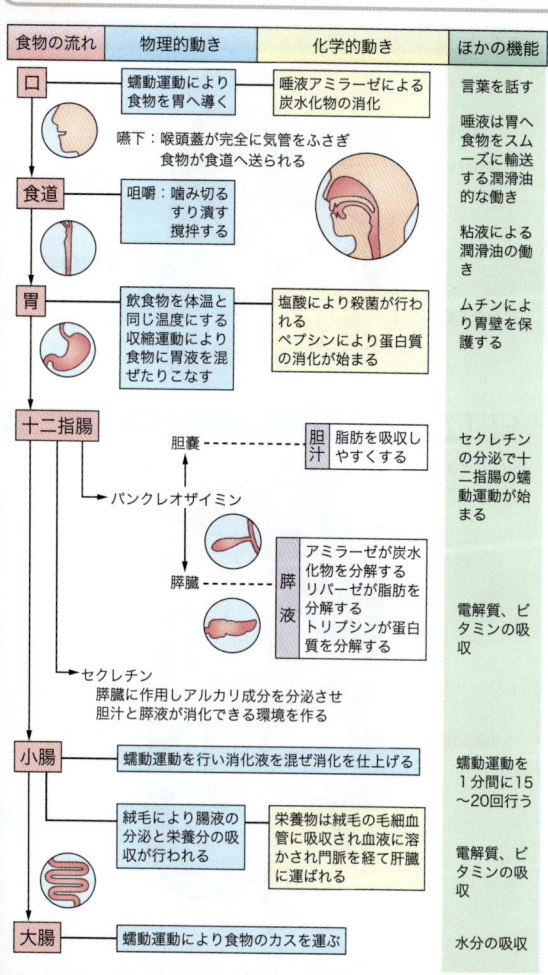

| 食物の流れ | 物理的動き | 化学的動き | ほかの機能 |
|---|---|---|---|
| 口 | 蠕動運動により食物を胃へ導く | 唾液アミラーゼによる炭水化物の消化 | 言葉を話す |
| | 嚥下:喉頭蓋が完全に気管をふさぎ食物が食道へ送られる | | 唾液は胃へ食物をスムーズに輸送する潤滑油的な働き |
| 食道 | 咀嚼:噛み切るすり潰す撹拌する | | 粘液による潤滑油の働き |
| 胃 | 飲食物を体温と同じ温度にする 収縮運動により食物に胃液を混ぜたりこなす | 塩酸により殺菌が行われる ペプシンにより蛋白質の消化が始まる | ムチンにより胃壁を保護する |
| 十二指腸 | | 胆汁:脂肪を吸収しやすくする | セクレチンの分泌で十二指腸の蠕動運動が始まる |
| | パンクレオザイミン | 膵液:アミラーゼが炭水化物を分解する リパーゼが脂肪を分解する トリプシンが蛋白質を分解する | 電解質、ビタミンの吸収 |
| | セクレチン 膵臓に作用しアルカリ成分を分泌させ胆汁と膵液が消化できる環境を作る | | |
| 小腸 | 蠕動運動を行い消化液を混ぜ消化を仕上げる | | 蠕動運動を1分間に15〜20回行う |
| | 絨毛により腸液の分泌と栄養分の吸収が行われる | 栄養物は絨毛の毛細血管に吸収され血液に溶かされ門脈を経て肝臓に運ばれる | 電解質、ビタミンの吸収 |
| 大腸 | 蠕動運動により食物のカスを運ぶ | | 水分の吸収 |

# 口絵
## 内臓の脈管系

### 大動脈

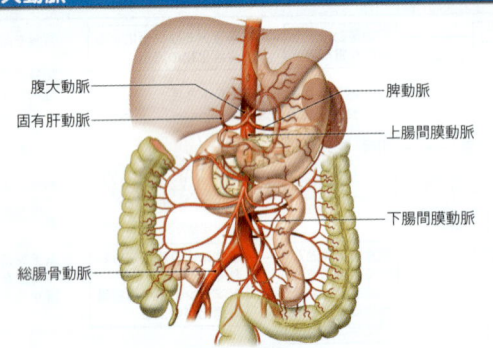

- 腹大動脈
- 固有肝動脈
- 総腸骨動脈
- 脾動脈
- 上腸間膜動脈
- 下腸間膜動脈

### 肝臓をめぐる血管系

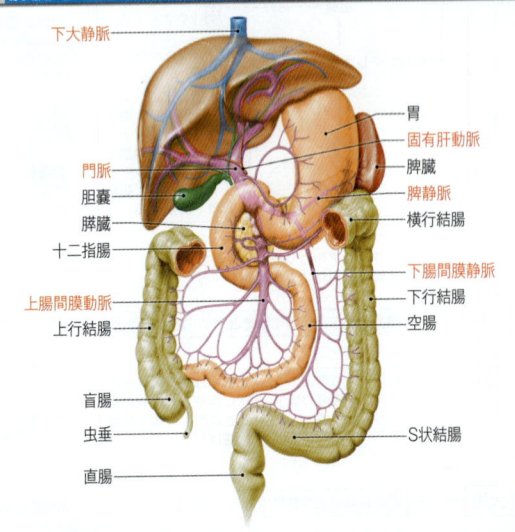

- 下大静脈
- 門脈
- 胆嚢
- 膵臓
- 十二指腸
- 上腸間膜動脈
- 上行結腸
- 盲腸
- 虫垂
- 直腸
- 胃
- 固有肝動脈
- 脾臓
- 脾静脈
- 横行結腸
- 下腸間膜静脈
- 下行結腸
- 空腸
- S状結腸

## 序文

　消化器の症状は、腹痛、下痢、嘔吐など頻度が高い症状が多いとの印象はありますが、診断病名は急性胃腸炎や虫垂炎などのありふれた疾患だけでなく、めったに遭遇しない病名も多くあり多岐にわたります。その知識をすべて記憶しすぐ活用することは、ほとんど無理であると考えます。しかしながら、医療に携わる医療従事者は、患者さんの症状に対し多くの病名を念頭に置き、ていねいに診察・観察することが要求されています。

　現代はネットが普及した社会であり、多くの事柄がすぐにネットで検索できますが、医療現場でネットだけに頼ることはなかなか困難です。このポケットブックは小さく、医療現場で簡単に持ち歩けるよう作成されました。内容も多くの症状、疾患を網羅しています。

　しかし、これですべてがこと細かくわかるわけではありませんので、必要に応じて別の本等でじっくり勉強してください。

　医療現場ではだれでも疑問が生ずることは多々ありますが、このポケットブックを持ち歩き、頻繁に活用していただければ、医療がより充実すると考えます。是非この本を参考にしていただき、役立てていただければ、幸いです。

2014年5月

東京労災病院外科
竹田　泰

# 目次

## 口絵

身体前面から見た内臓系 1
消化管壁の構造 2
食道・胃の区分 3
肝臓・胆嚢の区分 4
膵臓・大腸の区分 5
消化液・消化管ホルモンと作用 6
消化・吸収のメカニズム 7
内臓の脈管系 8

## アセスメント

### フィジカルアセスメント

**腹部の区分・視診** フィジカルアセスメントの進め方/腹部の区分/腹部の視診/腹部膨隆 13
**視診・聴診** クッシング症候群の皮膚線条/腹壁ヘルニア/腹部動脈雑音の聴取部位/腹壁静脈の怒張/腹部の聴診 14
**打診** 腹部の打診/腹部全体のアセスメント/肝臓のアセスメント/肝臓打診時の手の位置/正常肝濁音界 15 脾臓のアセスメント/腹水のアセスメント 16
**触診** 腹部の触診/軽い触診/双手法による深い触診/肝臓のアセスメント 17 肝臓の触診/フッキングテクニック/脾臓のアセスメント/腎臓のアセスメント/脾臓の触診/腎臓の触診 18 限局性圧痛/マックバーニー点・ランツ点/腹膜刺激症状 19

### 痛みのアセスメント

痛みのアセスメント項目/ペインスケール/BPS(Behavioral Pain Scale) 20

### 腹痛の観察・アセスメント

腹痛の観察/腹痛の分類/腹痛の性質と考えられる疾患 21 腹痛の部位・性質と考えられる疾患/疾患に特有の腹痛/主な関連痛 22

### 嘔気・嘔吐の観察・アセスメント

嘔気・嘔吐・吐物の観察 嘔気・嘔吐の観察/嘔吐の原因/吐物の性状と疾患/嘔吐と摂食時間で考えられる状態 23

### 化学療法誘発性悪心・嘔吐(CINV)

化学療法誘発性悪心・嘔吐の機序・分類、観察/抗癌薬の催吐性リスク 24

### 吐血・下血の観察・アセスメント

吐血・下血の観察/吐血・下血の性状と出血部位/吐血・下血の随伴症状と原因疾患/便潜血反応 25

### 便の観察・アセスメント

便の性状/便の性状と疾患/ブリストル便形状スケール 26

### 便秘の観察・アセスメント

便秘の観察/便秘の分類/便秘の評価:日本語版便秘評価尺度(CAS) 27

### 下痢の観察・アセスメント

下痢の観察/重症の下痢のアセスメント/便失禁関連皮膚障害(IAD)のリスク要因 28 下痢の分類/下痢の機序と誘因/下痢の鑑別 29

### 腹水・浮腫・腹部膨満の観察・アセスメント

腹水の観察/腹水の分類/腹水の性状と疾患 30 浮腫の分類と主な疾患/腹部膨満の観察/腹部膨満の成因 31

### 腸閉塞症(イレウス)の観察・アセスメント

イレウスの観察/イレウスの種類と特徴/イレウスの鑑別診断 32

### 黄疸の観察・アセスメント

黄疸の観察/黄疸の原因と疾患 33

### 食欲不振の観察・アセスメント

食欲不振の観察・アセスメント/食欲不振の原因(Horner) 34

### 栄養アセスメント

主な栄養指標 35 必要エネルギー量/肥満の判定基準/体重変化の解釈 36

### 低栄養の観察・アセスメント

周術期栄養管理の指標/蛋白エネルギー低栄養状態(PEM)の指標 37

### 消化器系検査

**食道機能/胃機能/消化管機能** 食道内圧測定/食道内pHモニター/胃液分泌検査/その他の生理機能検査 38
**肝機能/膵機能** 肝機能検査/代表的な肝疾患の検査所見/膵外分泌機能検査 39
**画像検査:実施前後の観察・ケア** 食道胃透視/注腸造影/ERCP(内視鏡的逆行性胆管膵管造影) 40 上部消化管内視鏡/下部消化管内視鏡 41

腫瘍マーカー　主な腫瘍マーカー
42

## 主な疾患

### 上部消化管の疾患

**食道アカラシア/食道裂孔ヘルニア/食道静脈瘤**　食道アカラシア/食道裂孔ヘルニア/食道静脈瘤/S-Bチューブの観察 43

**胃食道静脈瘤の治療**　内視鏡的硬化療法/バルーン閉塞下経静脈的塞栓術(BRTO)/経098静脈jug的胃腎静内門脈静脈短絡術(TIPS) 44

**食道癌**　食道癌の病態・検査・治療/病期分類/深達度・リンパ節転移の分類/全身状態の評価：パフォーマンスステータス(PS) 45

**食道癌の治療**　食道癌の治療アルゴリズム/食道癌の手術/EMR/ESD 46　食道内視鏡治療の合併症と術後管理/食道手術の合併症と術後管理 47

**胃食道逆流症(GERD)**　胃食道逆流症の病態・検査・治療/GERDの分類(ロサンゼルス分類改訂版：星原分類) 48

**胃・十二指腸潰瘍**　胃・十二指腸潰瘍の病態・検査・治療/潰瘍の進行度による分類(内視鏡的stage分類、崎田、三輪による)/潰瘍の深さによる分類 49

**胃癌**　胃癌の病態・検査・治療/深達度・リンパ節転移の分類/進行度分類 50

**胃癌の手術**　胃癌の進行度別治療法/胃癌の手術 51　胃切除・全摘術後の再建法/胃切除術の合併症と術後管理/ダンピング症候群の症状と対応 52

### 下部消化管の疾患

**大腸ポリープ**　大腸ポリープの病態・検査・治療/ピットパターン分類/ポリペクトミー 53

**大腸癌**　大腸癌の病態・検査・治療/壁深達度・転移の分類/ステージ分類/大腸癌の進行度別治療法 54　大腸癌の手術/結腸切除術の合併症と術後管理 55　直腸切除・切断術の合併症と術後管理/腹腔鏡下手術 56

**潰瘍性大腸炎**　潰瘍性大腸炎の病態・検査・治療/診断基準/重症度分類 57

**クローン病**　クローン病の病態・検査・治療/診断基準/重症度分類 58

**機能性消化管障害**　機能性消化管障害の病態・検査・治療/機能性消化管障害の診断基準(ローマⅢ) 59

**痔核・痔瘻**　痔核・痔瘻の病態・検査・治療/痔瘻の病態・検査・治療 60

### 肝胆膵の疾患

**急性肝炎**　急性肝炎の病態・検査・治療/ウイルス肝炎の種類と特徴/劇症化の予知 61

**急性肝炎**　急性肝炎の重症度分類/HBVキャリアのフォローアップ/針刺しなど血液事故発生時の対応 62

**慢性肝炎**　慢性肝炎の病態・検査・治療/肝組織の新犬山分類(針生検による病理診断)/慢性肝炎フォローアップに最低限必要な検査 63

**肝硬変**　肝硬変の病態・検査・治療/合併症に対する治療/肝硬変患者の栄養基準 64　昏睡度分類(犬山シンポジウム1981)/Child-Pugh分類/肝硬変フォローアップに最低限必要な検査 65

**肝細胞癌**　肝細胞癌の病態・検査・治療/ステージ分類/TNM分類/肝障害度(liver damage) 66　肝細胞癌の状態・肝障害度と治療/肝切除術の合併症と術後管理 67　肝動脈塞栓療法/ラジオ波焼灼術/肝動脈内注入化学療法 68

**胆石症/急性胆嚢炎**　胆石症の病態・検査・治療/急性胆嚢炎の病態・検査・治療 69

**胆道癌/急性閉塞性化膿性胆管炎**　胆道癌の病態・検査・治療/胆道癌の進行度分類 70　胆道癌治療のアルゴリズム/急性閉塞性化膿性胆管炎の病態・検査・治療 71

**胆嚢・胆道の手術**　腹腔鏡下胆嚢摘出術/開腹胆嚢摘出術/総胆管結石摘出術 72　胆道ドレナージ/経鼻胆道ドレナージ(ENBD)/経皮経肝胆管ドレナージ(PTBD)、経皮経肝胆嚢ドレナージ(PTGBD) 73

**膵炎**　急性膵炎の病態・検査・治療/厚生労働省急性膵炎診断基準(2008)/急性膵炎の重症度スコア 74　慢性膵炎の病態・検査・治療/内視鏡的逆行性膵胆管造影(ERCP) 75

**膵癌・膵腫瘍**　膵癌の病態・検査・治療/膵癌の進行度分類 76

**膵癌の手術**　膵癌治療のアルゴリズム/膵癌の手術/膵切除術/膵臓の再建法 77　膵臓手術の合併症と術後管理 78

## 急変対応

### チェックポイント
心肺停止バイタルサインのチェックポイント／急変徴候のチェックポイント 79

### 心肺蘇生
成人の医療用BLSアルゴリズム 80 ALSアルゴリズム 81

### 緊急薬剤
心肺蘇生で用いる主な薬剤と使い方 82

### 急性腹症
急性腹症の所見・検査／急性腹症の原因と緊急度別治療(代表的術式) 83

### 腹部外傷
腹部外傷の所見・検査／出血性ショックの重症度分類／ショックインデックス(SI) 84

## ケア・処置

### 胃チューブ挿入・胃洗浄
胃チューブの目的／胃チューブによる合併症の原因と対応／胃洗浄 85

### 栄養法
栄養法の選択／経鼻経管栄養法／経腸栄養選択のアルゴリズム 86 経腸栄養剤の種類と特徴／PEGの適応／PEGの観察 87

### リザーバ管理
CVポート／CVポート合併症／動注リザーバ 88

### 感染対策
**手術部位感染** 術後感染の分類／手術創の清浄度分類／手術部位感染の危険因子 89 SSIバンドル(IHI・米国医療の質改善協会による) 90
**標準予防策** 標準予防策／標準予防策の実際 91 感染経路別対策 92

### 血栓症対策
リスクレベルと推奨される予防法／DVTの治療方法と適応／弾性ストッキングの禁忌、慎重な使用が必要な対象 93

### ストーマケア
人工肛門の種類／人工肛門造設術後の観察のポイント 94

### 抗癌薬治療
主な消化器癌のレジメン 95 副作用時の使用薬剤 96

### 消化器科で使う薬
健胃消化薬・消化管運動調整薬／消化性潰瘍治療薬(攻撃因子抑制薬) 97 消化性潰瘍治療薬(防御因子増強薬)／ヘリコバクターピロリ除菌薬 98 止痢薬／過敏性腸症候群治療薬／炎症性腸疾患治療薬 99 下剤／B型・C型肝炎治療薬 100 肝機能改善薬／肝不全治療薬／胆道疾患治療薬／膵疾患治療薬：蛋白分解酵素阻害薬 101 制吐薬 102 抗癌薬 103

## 精神・心理

### 精神・心理的因子と消化器疾患
消化器心身症／器質性／症状性精神障害 105

### ストレスマネジメント
ストレスとストレッサー／ストレスコーピングのタイプ(ラザルスによる)／ストレスマネジメント 106

### せん妄
**せん妄の診断・原因** せん妄の診断基準(DSM-5；2013)／せん妄の原因／せん妄を発症する可能性が高い患者の条件 107

### せん妄のマネジメント
せん妄のマネジメント／せん妄の前兆 発因子への対策 108 せん妄・うつ病・認知症の比較 109

## 付録

消化器領域で用いる略語 110

索引 125
参考文献 128

---

表紙・カバーデザイン：小口翔平＋西垂水敦(tobufune)
カバーイラスト：坂木浩子
本文イラスト：村上寛人／中村知史
本文レイアウト・DTP：トライ

# フィジカルアセスメント
## 腹部の区分・視診

## フィジカルアセスメントの進め方

| 順序 | ● 視診→聴診→打診→触診<br>● 打診や触診によって腸の活動性や腸音が変化する可能性があるので、打診・触診の前に聴診を行う<br>● 腹部全体→右上腹部→左上腹部→左下腹部→右下腹部の順に進める<br>● 腹痛のある患者を見る際は、聴診・打診・触診とも、必ず疼痛のある区画を最後にアセスメントする |
|---|---|

## 腹部の区分

● 4分割法 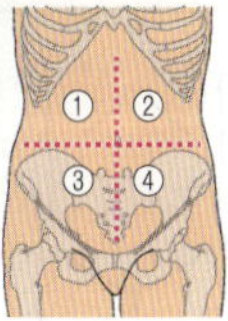
① 右上腹部
② 左上腹部
③ 右下腹部
④ 左下腹部

● 9分割法 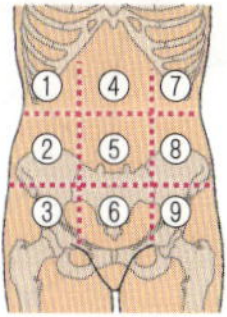
① 右季肋部
② 右側腹部
③ 右下腹部(回盲部、右腸骨窩部)
④ 心窩部
⑤ 臍部
⑥ 下腹部
⑦ 左季肋部
⑧ 左側腹部
⑨ 左下腹部(左腸骨窩部)

## 腹部の視診

| 目的 | ● 腹部の全体的な外形などの情報収集 |
|---|---|
| 外形 | ● 肋骨から恥骨までの外形(平坦、隆起、陥没)<br>● 栄養状態(痩身、肥満など)<br>● **腹部膨満の5F**:腹水(fluid)、鼓腸(flatus)、宿便(feces)、肥満(fat)、胎児(fetus) |
| 皮膚 | ● 変色、瘢痕、皮膚線条(肥満、妊娠、腹水貯留、クッシング症候群などで起こる)、体毛の変化、静脈怒張(下大静脈圧や門脈圧の亢進)、腫瘤などの有無 |
| 臍 | ● 臍の偏位:ヘルニア、腫瘍が疑われる |
| 腹部の拍動 | ● 左右対称性、蠕動運動、腹大動脈の拍動をみる<br>● やせた患者では、蠕動運動が観察される<br>● 上腹部で腹大動脈がみえる場合もある |

## 腹部膨隆

| 腹水 | ● **肝硬変による腹水**:立位;下腹部の膨隆。仰臥位;側腹部の膨隆(蛙腹)、臍の突出(臍ヘルニア)<br>● **結核性腹膜炎などの炎症性腹水**:腹壁の緊張、側腹より前方に膨隆(尖腹) |
|---|---|
| 鼓腸 | ● 腹部全体の膨隆、麻痺性イレウスに特徴的<br>● **ヒステリー性鼓腸**:精神・心理的要因で胃や腸管にガスが貯留。発作性に著しい腹部膨隆 |
| 肥満 | ● 腹水貯留と同様の膨隆、皮下脂肪をつまむと厚い、臍の変化がない |
| 嚢腫・嚢胞 | ● **卵巣嚢腫**:仰臥位で臍を中心に腹部中央が強く膨隆、立位にしても膨隆はあまり下腹部に移動しない、臍ヘルニアがない<br>● 腫瘍・嚢胞:肝・腎・脾など腫瘍・嚢胞、巨大となると腹部全体の膨隆 |

# アセスメント フィジカルアセスメント
## 視診・聴診

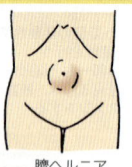

### クッシング症候群の皮膚線条
- ニキビ
- 皮膚線条

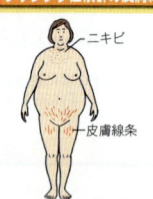

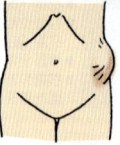

### 腹壁ヘルニア
- 臍ヘルニア
- 瘢痕ヘルニア

### 腹部動脈雑音の聴取部位
- 腎動脈
- 腹大動脈
- 腸骨動脈
- 大腿動脈

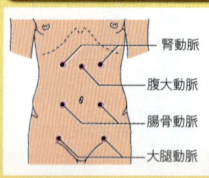

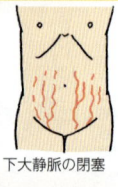

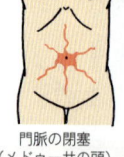

### 腹壁静脈の怒張
- 下大静脈の閉塞
- 門脈の閉塞（メドゥーサの頭）

### 腹部の聴診

| 目的 | ●腸の運動性、腹腔内にある血管や臓器についての情報収集 |||
|---|---|---|---|
| 腸蠕動音 | ●聴診器の膜側で、腸蠕動音の回数、音の性質を聴取する<br>●1か所で1分間、回数を聴取する<br>●腸蠕動音消失と判断するためには5分間以上の聴診が必要 |||
| | 正常 | 4〜12回/分 ||
| | 異常 | 腸蠕動微弱（1〜3回/分で低音） | ●麻痺性イレウス |
| | | 腸蠕動音消失 | |
| | | 腸蠕動亢進（12回/分以上） | ●下痢、初期のイレウス |
| | | メタリックサウンド（12回/分以上で金属性の高音） | ●閉塞性イレウス |
| 血管雑音 | ●腹大動脈、左右腎動脈、左右腸骨動脈、左右大動脈をベル側で聴診 |||
| | 正常 | 7か所すべてで血管雑音が聴こえない ||
| | 異常 | ブルイ：ザーザーという心収縮期に合わせた雑音 | ●血管の狭窄・閉塞や動脈瘤 |
| | | ハム：臍周囲の連続性の静脈性雑音 | ●門脈圧亢進 |
| | | 腎動脈の雑音 | ●高血圧 |
| 腹膜摩擦音 | ●肝や脾の腫瘍・膿瘍などがあると、呼吸を促しながら右肋骨弓下や左腋窩線上を聴診すると、皮が擦れ合うような音を聴取 |||
| 振水音 | ●イレウスで腸液とガスの混在している場合、聴診器を腹壁に置き、両手で側腹部を強く揺すると、水がチャプンチャプンとはねるような音を聴取 |||

## アセスメント 打診

### 腹部の打診

| 目的 | ●腹部臓器の位置・大きさ、体液やガスの過度な蓄積などの情報収集 | |
|---|---|---|
| 打診音の種類 | 清音 | 大きく、澄んだ音 |
| | 鼓音 | 大きい、太鼓様の高音 ●ガスが充満している腸管・胃・空の膀胱で聴こえる |
| | 濁音 | 重く響かない低音 ●肝臓・脾臓・充満した膀胱・便の貯留した腸管で聴こえる |
| 打診音の変化点 | 鼓音から濁音に変わるところが臓器の境界 | |

### 腹部全体のアセスメント

| 順序 | ●4区画を時計回りや、9区画を右から上下に行くなど、打診の順序は自分なりに決めておく |
|---|---|
| 打診音 | ●通常、腹部の大部分では鼓音<br>●比較的広い範囲での濁音：妊娠中の子宮や、卵巣嚢腫、拡張した膀胱、腫大した肝臓や脾臓、その他の腫瘍の可能性<br>●両側腹部の打診で左右対称性に濁音があれば腹水などの貯留の可能性 |

### 肝臓のアセスメント

| 大きさの推定 | 方法 | ●右鎖骨正中線上の肺の共鳴音が聴こえるところから打診し、打診音が共鳴音から濁音に変わる肺肝境界（肝臓の上縁）をマークする（通常は第5～第7肋間）<br>●右鎖骨正中線上で臍の下のレベルから軽く肝臓に向かって濁音が聴こえるまで打診し、肝臓の下縁をマークする<br>●2点間の長さを測定する | |
|---|---|---|---|
| | 肝臓の大きさ | 正常 | ●鎖骨中線上(肝右葉)：6～12cm<br>●正中線上(肝左葉)：4～8cm |
| | | 肝腫大 | 肝炎、うっ血性心不全、脂肪肝など |
| | | 肝萎縮 | 肝硬変、劇症肝炎 |
| | 肝臓の位置 | 正常 | ●肺肝境界<br>●通常は第5～第7肋間 |
| | | 変移 | ●肺気腫では、横隔膜の位置が下がり、肝臓は右肋骨弓下で触れる |
| 叩打痛 | 方法 | ●患者の右助骨弓上に検者の左手を置き、その上をこぶし状にした右手で叩く | |
| | 異常 | ●左右の側腹部で、叩打痛があれば肝炎やうっ血肝の可能性 | |

### 肝臓打診時の手の位置

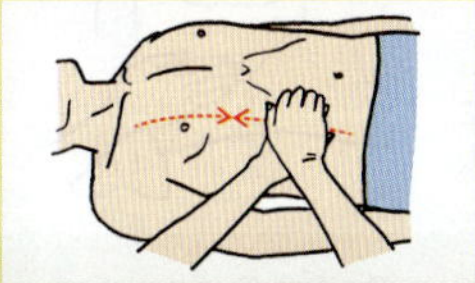

### 正常肝濁音界

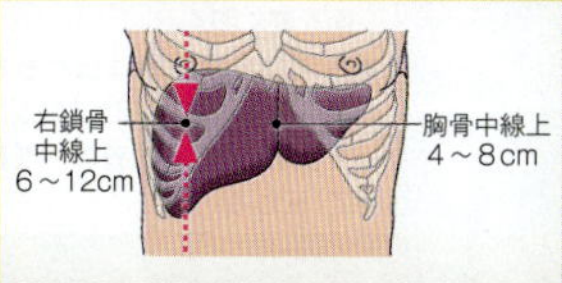

右鎖骨中線上 6～12cm
胸骨中線上 4～8cm

15

# アセスメント フィジカルアセスメント
## 打診

### 脾臓のアセスメント

| 打診部位 | ●トラウベの三角：第6肋骨・前腋窩線・肋骨弓に囲まれた部位 |
|---|---|
| 脾腫の確認 | ●鼓音なら脾腫は否定的<br>●巨大な脾腫があれば、鼓音なし<br>●トラウベの三角を上腹部から下方の背側方向に打診を進め、前腋窩線上で濁音があれば脾腫大の可能性 |
| 叩打痛 | ●脾腫、炎症 |

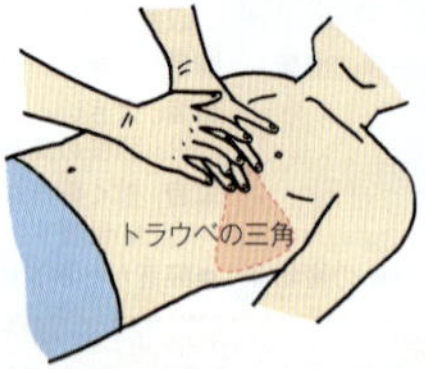

### 腹水のアセスメント

| 腹水貯留 | ●腹水が貯留すると、腸管運動は弱まり、腸管内にガスが貯留しやすくなる<br>●ガスの貯留した腸管は腹水中では浮き上がってくるため、ガスのある鼓音部と腹水のある濁音部がわかる |
|---|---|
| 濁音界変位 | ●仰臥位で側腹部から背部にかけて打診していき、鼓音から濁音に変わる境界にマーキングする<br>●右側臥位で再び濁音界を調べると、腹水貯留があれば、身体の傾斜で腹水が流動するため、マーキングの位置が移動する |
| 腹水の波動 | ●腹壁に対して縦方向に補助者の手を置き、実施者の片手を腹壁の側面にそわせる<br>●もう一方の手で反対側の腹壁側面を軽く叩く<br>●肥満ならば波動は伝わらないが、腹水貯留ならば波動が腹壁を横切って(補助者の手を越えて)伝わる |

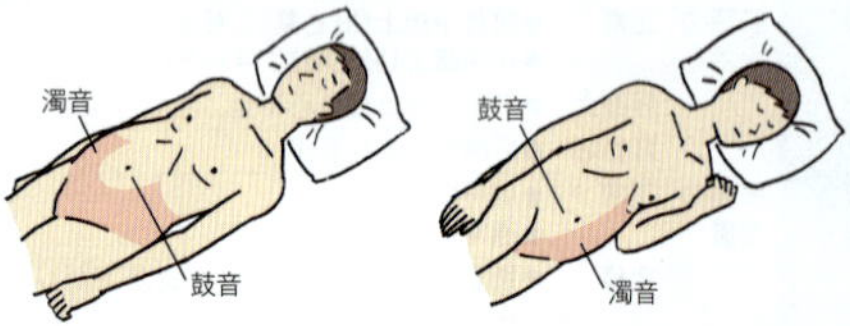

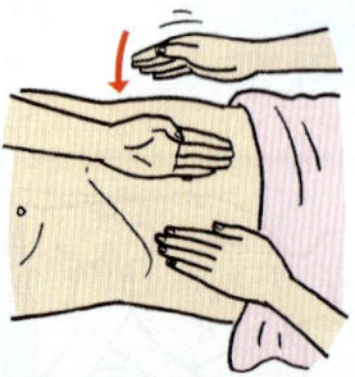

## アセスメント 触診

### 腹部の触診

| | |
|---|---|
| 目的 | ●腹壁の特徴、腹部臓器の大きさ・状態、腹部腫瘤の有無・性質、腹痛の発生部位・強さなどの情報収集 |
| 順序 | ●軽い触診で腹壁の表面に近い所の診察を行い、次に深い触診で深部の所見をとる |
| 種類 軽い触診 | ●吸気時に腹壁が上がる分だけ手が沈む程度で静かに圧迫し、触診する<br>●圧痛や腹壁緊張や硬直、筋性防御の存在、腫瘤(および腫大した臓器)の触知が目的 |
| 深い触診 | ●両手の指先が腹壁内に約4～8cm程度陥入するよう圧迫する<br>●片手では力が入らない場合には両手を使う(双手法)。利き手の上にもう一方の手を重ね、利き手を押し下げ、少し手前に引くように触診する<br>●臓器の構造、大きさ、緊張度、圧痛の有無、深部の腫瘤の有無と性状の判断が目的 |

### 軽い触診

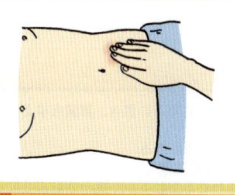

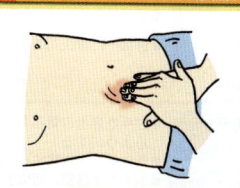

### 双手法による深い触診

### 肝臓のアセスメント

| | |
|---|---|
| 肝縁の触診 | ●片方の手を肝臓のおよその位置に合わせて患者の背側に入れる<br>●もう一方の手は右側腹部に当てる<br>●患者に口を軽く開けて膜式で深呼吸をしてもらい、吸気で横隔膜が下がり肝臓が下方に押し出されるときに合わせて、指先を上方に進めて肝縁を触知する |
| フッキングテクニック | ●患者の右肩部あたりに立ち、上から肋骨縁に指をかける<br>●深い吸気と同時に指先で腹部を内側または外側方向に圧迫し、両手指で肝臓を感じとる |
| 診察 | ●肝全体の大きさ、肝臓の硬さ(軟、弾性硬)、肝縁の状態(鋭、鈍)、肝表面の状態(整、不整)、腫瘤の有無、圧痛の有無の確認 |
| 正常 | ●健常者では通常、肝臓を触知しない<br>●腫瘤はなく、圧痛もない |
| 異常 | ●肝下縁が明らかに下方で触れる<br>●表面に凹凸がある<br>●辺縁が明らかに硬い<br>●圧痛・波動、腫瘤を触知する |

17

# アセスメント フィジカルアセスメント
## 触診

### 肝臓の触診

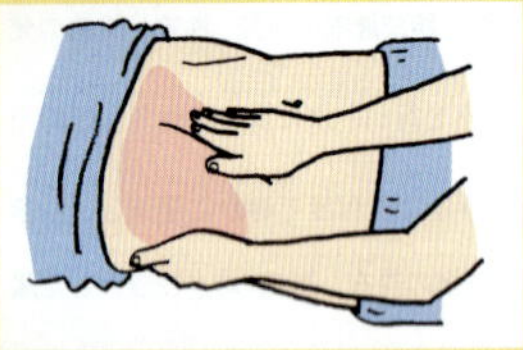

### フッキングテクニック

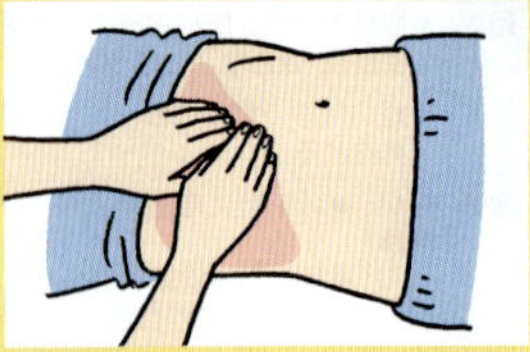

### 脾臓のアセスメント

| 脾臓の触診 | ●トラウベの三角の打診で、濁音が見られたときにのみ実施<br>●検者の左手を上から患者の左側肋骨弓下部に回して脾臓の後ろを支持し、右手を患者の左側腹部の肋骨弓下に滑り込ませるようにして指先で触診する |
|---|---|
| 正常 | ●健常者では通常、脾臓を触知しない<br>●腫瘤はなく、圧痛もない |
| 異常 | ●脾腫：門脈圧亢進症、血液疾患 |

### 腎臓のアセスメント

| 腎臓の触診 | ●左手を患者の背部の第12肋骨直下に平行に置き、腎臓を挙上させるようにする<br>●指先は肋骨脊柱角（CVA）に届くようにする<br>●右手を上腹部、腹直筋の外側に平行に置く<br>●深呼吸してもらい、呼吸に合わせて上と下から挟み込むようにして触診する |
|---|---|
| 正常 | ●腎臓は通常では両側ともに触知されない |
| 異常 | ●腫大：水腎症、腎嚢胞、腎腫瘍、両側ともに腫大していれば多発性嚢胞症を考える<br>●CVAの圧痛・叩打痛：触診、打診で圧痛・叩打痛のある場合には腎の感染症を疑う |

### 脾臓の触診

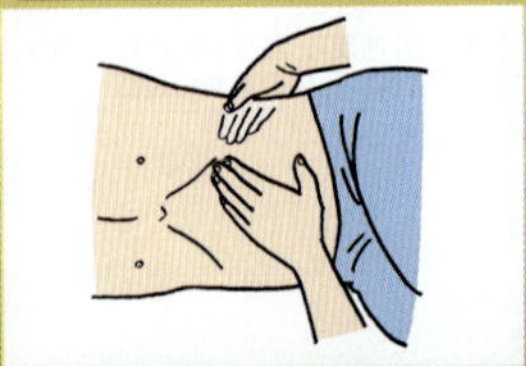

### 腎臓の触診

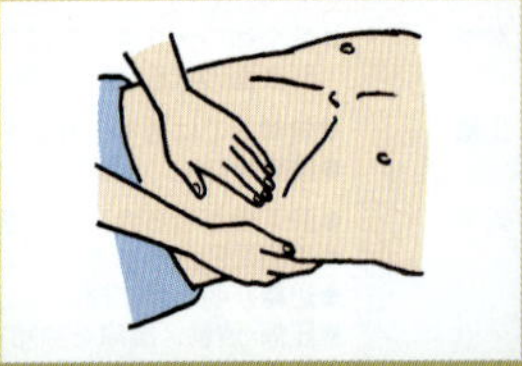

## アセスメント

### 限局性圧痛

| | |
|---|---|
| 急性虫垂炎 | マックバーニー点・ランツ点の圧痛、反跳痛 |
| 急性胆嚢炎 | 右上腹部の圧痛・抵抗 |
| 急性膵炎 | 心窩部の圧痛、左側の背部・肩への放散 |
| 穿孔性胃・十二指腸潰瘍 | 右上腹部から心窩部に抵抗を伴う圧痛、反跳痛 |
| 胆石症 | 右上腹部の圧痛 |
| 腸炎 | 臍周囲～下腹部の圧痛 |

### マックバーニー点・ランツ点

| | |
|---|---|
| マックバーニー点 | 臍(C)と右上前腸骨棘(A)を結ぶ線を三等分した右1/3の点 |
| ランツ点 | 左右上前腸骨棘(AとB)を結ぶ線を三等分した右1/3の点 |

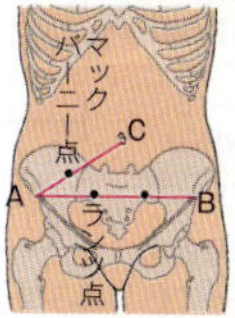

- マックバーニー点とランツ点の圧痛は、急性虫垂炎に特有
- この2点に該当しない部位の圧痛は、胆嚢炎や腸閉塞など虫垂炎以外の疾患が疑われる

### 腹膜刺激症状

| 腹膜刺激症状 | 急性腹症を示唆する所見 |
|---|---|
| デファンス（筋性防御） | ●腹壁を手掌で圧迫すると、腹部全体が板のように硬くなる<br>●板状硬化と呼ばれる<br>●腹膜炎を疑う所見 |
| ブルンベルグ徴候（反跳痛）・圧痛 | ●疼痛部をゆっくり圧迫していき、急に手を離したときに激しい痛みを生じる<br>●消化管穿孔などによる汎発性腹膜炎を疑う所見 |
| 波動 | ●片方の腹壁を打つと、反対側に波の動きが伝わる<br>●子宮外妊娠破裂や突発性腹腔内出血など腹腔内の腹水・血液貯溜を疑う所見 |
| 踵落とし試験 | ●ブルンベルグ徴候の確認より感度の高い試験<br>●爪先立ちの状態から急に踵を落としたときに下腹部に疼痛が生じる |

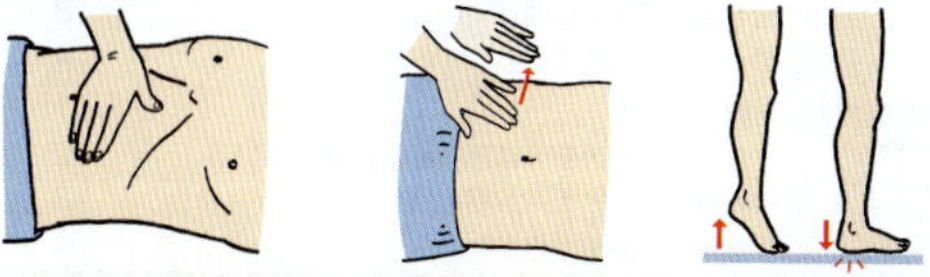

筋性防御　　　反跳痛　　　踵落とし試験

# アセスメント 痛みのアセスメント

## 痛みのアセスメント項目

| 特徴 | 例：鈍い、疼痛、鋭い、刺すような、しつこい |
|---|---|
| 開始 | いつ始まったか |
| 部位 | 部位はどこか |
| 継続期間 | どれくらい長い間、続くか 頻度 |

| 悪化要因 | 痛みを悪化させる原因は何か |
|---|---|
| 放散 | 痛みは、身体の他部位に放散するか |
| 軽減 | 症状を軽減させる要因は何か |
| 関連症状 | 例：吐き気、不安、自発的反応 |

## ペインスケール

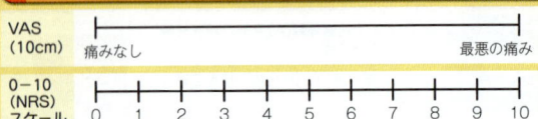

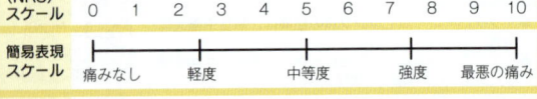

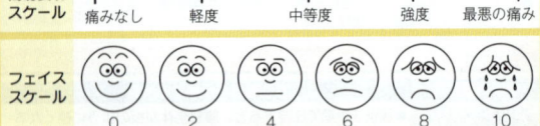

**VAS (10cm)**: 痛みなし ─────────── 最悪の痛み

**0-10 (NRS) スケール**: 0 1 2 3 4 5 6 7 8 9 10

**簡易表現スケール**: 痛みなし　軽度　中等度　強度　最悪の痛み

**フェイススケール**: 0　2　4　6　8　10

## BPS (Behavioral Pain Scale)

表情、上肢の動き、人工呼吸器との同調という3項目について、それぞれ4点ずつスコアを付けて満点が12点になるスケール

| 項目 | 説明 | スコア |
|---|---|---|
| 表情 | 穏やかな | 1 |
| | 一部硬い（たとえば、眉が下がっている） | 2 |
| | 全く硬い（たとえば、まぶたを閉じている） | 3 |
| | しかめ面 | 4 |
| 上肢の動き | 全く動かない | 1 |
| | 一部曲げている | 2 |
| | 指を曲げて完全に曲げている | 3 |
| | ずっと引っ込めている | 4 |
| 人工呼吸器との同調性 | 同調している | 1 |
| | ときに咳嗽　大部分は呼吸器に同調している | 2 |
| | 呼吸器とファイティング | 3 |
| | 呼吸器との調節がきかない | 4 |

日本呼吸療法医学会．人工呼吸中の鎮静のためのガイドライン．人工呼吸中の鎮静ガイドライン作成委員会．2007．より引用

# アセスメント: 腹痛の観察・アセスメント

## 腹痛の観察

| | |
|---|---|
| 痛みの部位 | ● 腹部全体か、限局性があるか<br>● どの部位の痛みが強いか |
| 痛みの程度と性質 | ● 激痛、鈍痛、差し込むような痛み、きりきりする痛みか<br>● 持続時間は |
| 痛みの時期と経過 | ● いつごろから、どのような痛みがあったか<br>● 急激に始まった痛みか<br>● 徐々に起こった痛みか<br>● 痛みは持続的か、断続的か<br>● 痛みの部位や性質に変化はあるか |
| 腹部所見 | 腹壁の硬さ、腹膜刺激症状(圧痛・反跳痛・筋性防御)の有無、腫瘤の触知の有無、波動の有無など<br>腸蠕動音の有無や亢進・減弱などの程度、金属音の有無 |
| 随伴症状 | 嘔気・嘔吐、発熱、吐血・下血、便秘・下痢、黄疸、血尿、不正出血 |
| 検査所見 | 血液データ: ● CRP、WBCなどの炎症所見、赤血球、血小板、Hb、アミラーゼ、総ビリルビン、胆道系酵素、電解質、BUN、クレアチニンなど<br>画像所見: 腹部X線、腹部エコー、腹部CTなどでのfree air、ガス像、結石の有無、腸管拡張の有無など |

## 腹痛の分類

| | 内臓痛 | 体性痛 |
|---|---|---|
| 発生機序 | 臓器の虚血、炎症、平滑筋の攣縮、過伸展 | 壁側腹膜や腸間膜、横隔膜の物理的、化学的刺激(炎症、捻転など) |
| 性状 | 間欠的、鈍い痛み、疝痛 | 持続性、鋭い痛み |
| 局在 | 不明瞭 | 限局 |
| 筋性防御 | なし | あり |
| 代表的疾患 | 炎症性疾患、イレウス、胆石症、尿路結石など | 消化管穿孔、腹膜炎、子宮外妊娠破裂など |

## 腹痛の性質と考えられる疾患

| 性質 | 考えられる疾患 |
|---|---|
| 突然の激痛 | 胃腸穿孔、腸閉塞(絞扼性)、胆石症、尿路結石症、急性膵炎、虫垂炎、子宮外妊娠など |
| 慢性の反復痛 | 胃癌、胃・十二指腸潰瘍、結核性腹膜炎、慢性膵炎、慢性胆炎など |
| 発作的な疝痛 | 胆石症、尿路結石症 |
| 鈍痛 | 腹膜炎 |
| 圧痛 | 炎症(炎症の最も激しい部位と一致して認められ、炎症の拡大に伴い、腹部全体に広がっていく) |
| 周期性 | 腸閉塞(単純性) |

## アセスメント 腹痛の観察・アセスメント

### 腹痛の部位・性質と考えられる疾患

| 部位 | 疝痛 | 強い持続性疼痛 | 鈍痛 |
|---|---|---|---|
| 右季肋部痛 | 胆石症、胆嚢炎、十二指腸潰瘍、腎結石 | 胆嚢炎、肝膿瘍、横隔膜下膿瘍、腎膿瘍 | 急性肝炎、慢性肝炎、肝癌 |
| 心窩部(上腹部)痛 | 急性胃炎、胃・十二指腸潰瘍、胆嚢炎の初期、心筋梗塞 | 急性胃拡張、潰瘍穿孔、急性膵炎、心筋梗塞、胆嚢炎 | 食道癌、胃炎、胃癌、慢性膵炎、膵癌 |
| 左季肋部痛 | 腎結石 | 急性膵炎、膵癌 | 慢性膵炎、大腸炎 |
| 臍周囲部痛 | 腸閉塞、初期の虫垂炎 | 急性胃腸炎、腸間膜動脈血栓症、解離性大動脈瘤、膵臓破裂 | 膵炎、クローン病、結腸憩室炎 |
| 右下腹部(回盲部、右腸骨部)痛 | 虫垂炎、右側結腸憩室炎、右尿管結石 | 虫垂炎、右側結腸憩室炎、右卵巣嚢腫茎捻転、子宮外妊娠破裂 | 大腸癌、クローン病 |
| 下腹部痛 | 骨盤腹膜炎、子宮付属器炎、尿路結石 | 卵巣嚢腫茎捻転、子宮外妊娠破裂 | 膀胱炎、子宮付属器炎、骨盤腹膜炎 |
| 左下腹部(左腸骨部)痛 | 急性大腸炎、S状結腸炎、過敏性腸症候群、左尿路結石 | 虚血性大腸炎、S状結腸憩室炎、子宮外妊娠破裂 | 大腸癌、S状結腸憩室炎、過敏性腸症候群、潰瘍性大腸炎 |
| 腹部全体の痛み | 急性腸炎、過敏性大腸症候群、腸閉塞、腸間膜動静脈血栓症 | 腹部大動脈瘤破裂、汎発性腹膜炎、消化管穿孔、腸間膜動静脈血栓症 | 癌性腹膜炎 |

### 疾患に特有の腹痛

| 消化性潰瘍 | ●食後2〜3時間、空腹時あるいは夜間、食事に関連して定期的に起こる上腹部の鈍痛 |
|---|---|
| 胆石・胆嚢炎 | ●右季肋部を中心とした疝痛(不定期に突発する) |
| 膵炎・膵癌 | ●上腹部の持続性の強い痛み |
| 大腸炎 | ●下痢を伴う左右腹部の疝痛 |
| 虫垂炎 | ●右下腹部の反跳痛を伴う持続的な痛み |
| 腎・尿路結石 | ●背部に放散することが多い側腹部の疝痛 |
| 急性腹膜炎 | ●反跳痛を伴う持続性の強い痛み、体を動かすと増強 |

### 主な関連痛

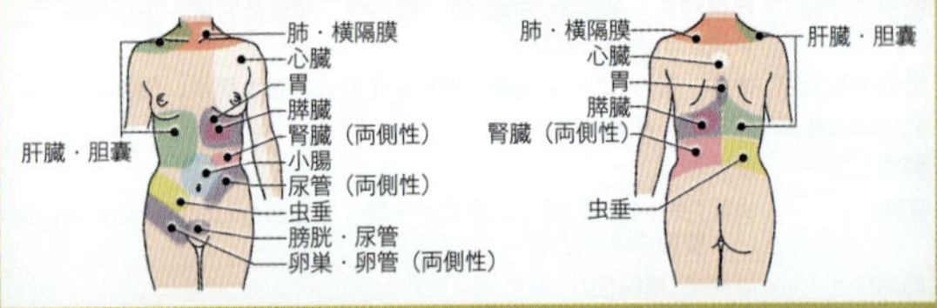

肺・横隔膜
心臓
胃
膵臓
腎臓(両側性)
小腸
尿管(両側性)
膀胱・尿管
卵巣・卵管(両側性)
肝臓・胆嚢

肺・横隔膜
肝臓・胆嚢
心臓
胃
膵臓
腎臓(両側性)
虫垂

# アセスメント 嘔気・嘔吐の観察・アセスメント
## 嘔気・嘔吐・吐物の観察

### 嘔気・嘔吐の観察

| 発現状況 | ●いつごろからか<br>●食後どれぐらいの時間か<br>●急激に始まったか<br>●徐々に起こったか<br>●持続的か、断続的か |
|---|---|
| 吐物の内容・量・性状 | |
| 過去に経験した嘔吐の状況 | |
| 随伴症状 | ●腹痛、下痢、発熱、脱力感、吐血・下血、食欲不振<br>●ショック症状：呼吸不全、血圧下降、頻脈、顔面蒼白、冷汗、胸痛や背部痛<br>●頭蓋内圧亢進症状：頭痛、血圧上昇、脈圧増大、徐脈、めまい、意識レベルの低下、麻痺や瞳孔の異常 |
| 検査所見 | ●血液データ：電解質、腎機能、肝機能、炎症反応、酸・塩基平衡 |

### 嘔吐の原因

| 中枢性嘔吐 | 精神的・心理的刺激 | 怒りや緊張、拒絶、激痛、不快な臭気や味など |
|---|---|---|
| | 血液中の化学的刺激 | 薬物、細菌毒素、アシドーシス、尿毒症、酸素欠乏、放射線など |
| | 頭蓋内圧亢進による刺激 | 脳出血や脳炎、脳腫瘍、髄膜炎、硬膜下血腫など |
| | 前庭迷路器官への刺激 | 車酔いや船酔い、メニエール症候群など |
| 反射性嘔吐 | 機械的刺激 | 舌根や咽頭、喉頭の刺激など |
| | 化学的刺激 | 細菌や腐敗物、催吐薬、有毒物など |
| | 消化器疾患 | 食道や胃、腸、肝臓、胆道疾患の炎症や通過障害 |
| | 心疾患 | 虚血性心疾患、先天性心疾患 |
| | その他の刺激 | 腹部や心臓疾患、麻酔や術後など |

### 吐物の性状と疾患

| 大量の食物残渣 | ●幽門狭窄、アカラシア |
|---|---|
| 胃液混入・酸臭 | ●胃・十二指腸潰瘍 |
| 胆汁混入 | ●ファーター乳頭下部の閉塞、胃切除後、長時間の嘔吐 |
| コーヒー残渣様 | ●胃癌、消化性潰瘍、食道静脈瘤破裂 |
| 糞便臭 | ●下部消化管のイレウス（下位小腸、大腸）、腹膜炎 |
| 腐敗臭 | ●腸閉塞、腹膜炎 |
| 膿 | ●化膿性胃炎、胃周囲膿瘍 |
| 血液混入・吐血 | ●トライツ靱帯より口側の消化管出血：消化性潰瘍、食道静脈瘤、急性胃粘膜病変、マロリー・ワイス症候群 |

### 嘔吐と摂食時間で考えられる状態

| 早朝空腹時 | ●初期尿毒症、妊娠初期、慢性胃炎、アルコール、たばこ常用者 |
|---|---|
| 食直後 | ●胃の機能的障害：胃炎、食道炎、食中毒など |
| 食1～4時間後 | ●上部消化管病変：潰瘍、癌など |
| 夜間空腹時 | ●十二指腸潰瘍など |
| 周期的 | ●幽門狭窄：潰瘍、癌 |

23

## アセスメント 嘔気・嘔吐の観察・アセスメント
## 化学療法誘発性悪心・嘔吐（CINV）

### 化学療法誘発性悪心・嘔吐の機序・分類・観察

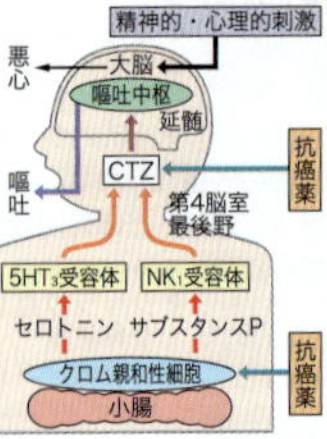

| 機序 | | |
|---|---|---|
| | ● 抗癌薬が第4脳室最後野にある化学受容体引金帯（CTZ）を直接刺激する | |
| | ● 抗癌薬投与により小腸の腸クロム親和細胞からセロトニンが分泌され、セロトニン（5HT$_3$）受容体に結合し、求心性迷走神経、CTZを経て嘔吐中枢を刺激する | |
| | ● 抗癌薬投与によりサブスタンスPが分泌され、ニューロキニン1（NK$_1$）受容体に結合し、嘔吐中枢を刺激する | |
| | ● 抗癌薬により、以前つらい体験をしたなどの心理的要因により大脳皮質から嘔吐中枢が刺激される | |

| 分類 | | |
|---|---|---|
| | 急性 | ● 抗癌薬投与後、数時間以内に出現する |
| | 遅発性 | ● 抗癌薬投与後、24時間以降に出現し、2～5日程度持続する |
| | 予期性 | ● これまでの抗癌薬による苦痛体験などが影響し、投与開始前に出現する |

| 観察 | | |
|---|---|---|
| | 悪心・嘔吐の出現状況 | ● 時間、回数、程度、吐物の性状など |
| | 使用されている制吐薬の種類と効果 | |
| | 悪心・嘔吐の随伴症状 | ● 食欲不振、脱水、冷汗、頻脈、発熱、呼吸促迫、血圧低下、唾液分泌の増加、口内炎、下痢、便秘、咽頭や上部消化管の損傷、不眠、倦怠感など |
| | 精神的アセスメント | ● 不安、恐怖感、先入観の有無、以前に経験した悪心・嘔吐の体験や記憶 |

| 制吐薬 | ● ドパミン-2（D$_2$）受容体拮抗薬、セロトニン（5-HT$_3$）受容体拮抗薬、選択的ニューロキニン（NK$_1$）受容体拮抗薬、副腎皮質ホルモン、抗不安薬（102頁参照） |
|---|---|

### 抗癌薬の催吐性リスク

| 高度リスク<br>催吐頻度>90% | シスプラチン<br>シクロホスファミド（>1500mg/m²）<br>ダカルバジン | AC（ドキソルビシン+シクロホスファミド） | EC（エピルビシン+シクロホスファミド） |
|---|---|---|---|
| 中等度リスク<br>催吐頻度30～90% | カルボプラチン<br>ドキソルビシン<br>エピルビシン<br>オキサリプラチン<br>イホスファミド | イリノテカン<br>テモゾロミド<br>シクロホスファミド（≤1500mg/m²） | シタラビン（>200mg/m²）<br>メトトレキサート（250～1000mg/m²） |
| 軽度リスク<br>催吐頻度10～30% | 5-FU<br>エトポシド<br>ゲムシタビン | ドセタキセル<br>パクリタキセル<br>ペメトレキセド | S-1<br>UFT<br>カペシタビン |
| 最小度リスク<br>催吐頻度<10% | ビノレルビン<br>ビンクリスチン<br>セツキシマブ | トラスツズマブ<br>ベバシズマブ | リツキシマブ<br>ボルテゾミブ |

日本癌治療学会：制吐薬適正使用ガイドライン．金原出版，東京，2010：19-20より引用改変．

## アセスメント 吐血・下血の観察・アセスメント

### 吐血・下血の観察

| 発現状況 | ●いつ始まったか<br>●現在まで何回か |
|---|---|
| 前駆症状と随伴症状 | ●血圧、脈拍、呼吸の変化や悪心、腹痛、腹部不快感などの腹部症状、めまい、四肢冷感、冷汗、発熱 |
| 出血量の推定 | ●問診と吐血・下血の観察から出血量を推定 |
| 吐血・下血の性状 | ●吐血：コーヒー残渣様、新鮮血液<br>●下血：血便、タール便 |
| 全身状態 | ショック状態 | ●バイタルサイン、出血状態、ショックの5P、中心静脈圧、時間尿量 |
| | 貧血や黄疸、皮膚所見 | ●手掌紅斑、くも状血管拡張 |
| | 腹部症状 | ●腹痛、腹部膨満、悪心・嘔吐、下痢など |
| | 心理状態 | ●不安、動揺など |
| 検査所見 | 血液データ | ●血液一般(赤血球、白血球、ヘモグロビン、ヘマトクリット、血小板など)、生化学検査(尿素窒素、クレアチニン、血清蛋白、肝機能、電解質、血糖など)、凝固・線溶系検査、血液ガス検査 |
| | 心電図、便潜血反応検査 | |
| | 画像所見 | ●内視鏡検査、血管造影検査 |

### 吐血・下血の性状と出血部位

**タール便**
下部消化器
小腸
上行結腸

**新鮮血**
直腸・肛門周囲

**新鮮血**
胃・食道静脈瘤破裂
胃・十二指腸潰瘍
マロニー・ワイス症候群

**暗赤色**
胃・十二指腸潰瘍
急性胃粘膜病変

**コーヒー残渣**
急性胃粘膜病変
胃がん

黒 タール便
↓
黒褐色
↓
鮮血便
赤

### 吐血・下血の随伴症状と原因疾患

| | 随伴症状 | 考えられる原因疾患 |
|---|---|---|
| 吐血 | 腹痛・胸やけ | 消化性潰瘍、食道炎 |
| | 嚥下困難・嚥下痛 | 食道炎、食道潰瘍、食道癌 |
| 下血 | 発熱・腹痛・下痢(血便) | 感染性大腸炎：サルモネラ、ビブリオ、病原性大腸炎、アメーバ赤痢 |

### 便潜血反応

| グアヤック法(化学反応法) | 10mL以上の出血で陽性 | 食物、薬剤などで疑陽性あり |
|---|---|---|
| ラテックス法(酵素免疫反応法) | 3回連続検査で検出率が高まる | 前処置が不要 |

## アセスメント 便の観察・アセスメント

### 便の性状

| | 正常 | 異常 |
|---|---|---|
| 形状 | 固形・ソフト | 硬便、軟便、泥状便、水様便、粘液便、兎糞便 |
| 量 | 100～250g/日 | 食物・繊維性食品の摂取、下痢・便秘で変化 |
| 回数 | 1～2回/日 | 便秘：3日以上排便がない状態、または毎日排便があっても残便感がある状態 |
| pH | 6.9～7.2 | アルカリ性が正常、下痢便は酸性 |
| 色調 | 黄褐色 | 血便、鮮血便、タール便、灰白色便、黄土色便 |

### 便の性状と疾患

| | |
|---|---|
| タール便 | ●上部消化管出血：胃癌、胃・十二指腸潰瘍、食道静脈瘤、急性胃粘膜病変➡水で希釈すると赤みが出る<br>●鉄剤やビスマス製剤などの影響➡水で希釈しても黒色のまま |
| 灰白色便 | ●胆道閉塞、重症肝炎、胆石症、胆管癌 |
| 黄土色便 | ●脂肪便：膵外分泌機能障害、閉塞性黄疸 |
| 形状が細い | ●大腸癌、直腸癌 |
| 腐敗臭 | ●直腸癌 |
| 粘液臭 | ●赤痢菌による粘膜の損傷 |
| 兎糞様便 | ●過敏性腸症候群など |
| 血便 | ●トライツ靭帯より肛門側の消化管出血：大腸癌、直腸癌、大腸炎、潰瘍性大腸炎<br>●回腸-結腸の出血は暗赤色、直腸-肛門の出血は鮮血便 |

### ブリストル便形状スケール

| | | |
|---|---|---|
| 1. コロコロ便 | 硬くてコロコロのウサギの糞状の排便困難な便 | |
| 2. 硬い便 | ソーセージ状の硬い便 | |
| 3. やや硬い便 | 表面にひび割れのあるソーセージ状の便 | |
| 4. 普通便 | 表面がなめらかで軟らかいソーセージ状、あるいは蛇状のようなとぐろを巻いた便 | |
| 5. やや軟らかい便 | 水分が多く、やや軟らかい便 | |
| 6. 泥状便 | 境界がほぐれて、ふにゃふにゃの不定形の小片便、泥のような便 | |
| 7. 水様便 | 水様で、固形物を含まない液体状の便 | |

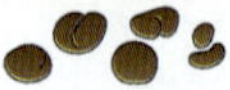

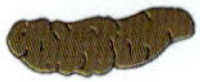

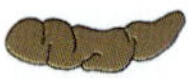

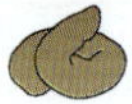

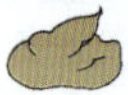

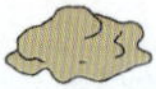

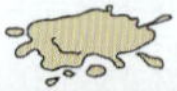

# アセスメント 便秘の観察・アセスメント

## 便秘の観察

| 排便状態 | ●便の性状(硬さ、太さ、色、臭気)、量、排便回数<br>●便意の有無、努責の状態、姿勢、疼痛、出血の有無、随伴症状の有無 |
|---|---|
| 既往歴 | 腹部疾患、肛門疾患、婦人科疾患など |
| 生活状況 | ●生活リズム、活動状況、食事(水分摂取量、食事摂取量と内容の変化)、服用中の薬剤、運動量・活動量 |
| 随伴症状 | 腹部膨満・食欲不振、悪心・嘔吐、腹痛、頭痛、不眠、肛門裂傷・痔核・血圧上昇、いらだち・不快感、ストレス・不安 |
| 腹部の状態 | 腸蠕動音、腹部膨満・緊満の有無、腸の蠕動運動やガス・便の貯留の程度 |
| 検査所見 | 血液データ | 出血・炎症所見・電解質異常 |
| | 便潜血反応 | |
| | 画像所見 | 腹部X線写真、造影検査、内視鏡検査:貯留ガスの部位や量、腸閉塞や腸捻転の有無、大腸癌、狭窄、癒着の有無など |

## 便秘の分類

| 種類 | | 原因 | 便の特徴 |
|---|---|---|---|
| 大腸性便秘 | 弛緩性便秘 | 食物繊維の摂取や運動の不足による腸蠕動の低下 | 硬い便 |
| | 痙攣性便秘 | ストレス・自律神経失調症による直腸の痙攣性収縮 | 兎糞状の硬い便 |
| | 器質性便秘 | 大腸癌、瘢痕(憩室炎や結核)などによる大腸の狭窄・閉塞 | 鉛筆状の細い便 |
| 直腸性便秘 | | 便意抑制(生活リズムの乱れ、肛門部痛など)による直腸充満 | 太くて硬い便 |
| 症候性便秘 | | 脊髄損傷などによる排便反射不良 | |
| 薬剤性便秘 | | 抗コリン薬・向精神薬・麻薬などによる副交感神経の抑制 | |

## 便秘の評価:日本語版便秘評価尺度(CAS)

| 質問項目 | 大いに問題あり:2点<br>いくらか問題あり:1点<br>まったく問題なし:0点 |
|---|---|
| 1. おなかが張った感じ、ふくれた感じ | □2点 □1点 □0点 |
| 2. 排ガス量の減少 | □2点 □1点 □0点 |
| 3. 排便の回数の減少 | □2点 □1点 □0点 |
| 4. 直腸に内容物が充填している感じ | □2点 □1点 □0点 |
| 5. 排便時の肛門の痛み | □2点 □1点 □0点 |
| 6. 便の量の減少 | □2点 □1点 □0点 |
| 7. 便の排泄状態 | □2点 □1点 □0点 |
| 8. 下痢または水様便 | □2点 □1点 □0点 |
| 合計点 | |

判定:5点以上;看護上問題とすべき便秘
深井喜代子,杉田明子,田中美穂.日本語版便秘評価尺度の検討.看護研究1995;28:201-208.より引用・改変

# アセスメント 下痢の観察・アセスメント

## 下痢の観察

| | |
|---|---|
| 発現状況 | ●いつ始まったか<br>●現在まで何回か |
| 下痢の状態 | ●下痢時の様子、下痢便の色調・性状・変化 |
| 随伴症状 | ●脱水、電解質バランスのくずれ、肛門周囲の皮膚のびらん(便失禁関連皮膚障害)、全身倦怠感、不安・ストレス |
| 排便状況 | ●排便回数、間隔、時刻、排泄の所要時間、便の色、におい、量、混入物、残便感、腹痛、しぶり腹の有無 |
| 全身状態 | ●バイタルサイン<br>●検査データ：頻脈、末梢循環不全やショック、筋緊張、痙攣などの神経症状<br>●発熱、全身倦怠感、不眠、眩暈、不安感、体重減少、皮膚の乾燥など<br>●消化器症状：腹痛、食欲不振、口渇、腹鳴、腹部膨満、悪心、嘔吐など<br>●肛門部痛、肛門部の皮膚の状態 |
| 生活状況 | ●食事内容および摂取時間、過飲、過食、食べ合わせ、アレルギーなど<br>●緩下剤およびその他使用している薬剤の服用 |
| 検査所見 | ●検尿、検便(潜血、脂肪滴)、血液生化学、腹部単純X線、便塗抹鏡検、糞便の細菌培養検査、大腸内視鏡検査、小腸造影、小腸内視鏡検査、腹部超音波検査など |

## 重症の下痢のアセスメント

| | |
|---|---|
| 重症の徴候 | ●脱水：舌の乾燥、皮膚の緊張、起立性低血圧、頻脈<br>●炎症：血便、発熱<br>●1日6回以上の下痢<br>●意識レベルの低下<br>●48時間以上の持続<br>●強い腹痛<br>●高齢(70歳以上)<br>●免疫不全患者 |
| アセスメント | ●頻脈、血圧低下、BUN・Htの値の上昇、尿量減少などの程度<br>●低カリウム血症、代謝性アシドーシスなどの電解質異常の有無 |

## 便失禁関連皮膚障害(IAD)のリスク要因

| | |
|---|---|
| 便性状 | ●軟らかく無形／多量～水様／多量 |
| 皮膚汚染 | ●下痢が4日程度続くと見込まれる |
| 皮膚の脆弱化 | ●ドライスキン、表皮の菲薄化、浮腫、湿潤など |
| 病態・治療 | ●高い重症度　●意識・知覚　●敗血症<br>●低アルブミン血症　●運動障害　●膵炎<br>●炎症性皮膚疾患　●安静度　●過剰輸液など<br>●肝障害 |

# アセスメント

## 下痢の分類

| 分類 | | 原因 | |
|---|---|---|---|
| 急性下痢 | 感染性下痢、中毒性下痢、その他 | 感染性 | 大腸菌、ロタウイルス、アデノウイルス、ブドウ球菌など |
| | | 非感染性 | 下痢薬、急性膵炎、冷感、心不全、虚血性腸炎、薬剤性(抗生物質、ジギタリス)など |
| 慢性下痢 | 感染症、器質的疾患、腫瘍産生ホルモン、消化管術後、機能的疾患 | 感染性 | AIDS、アメーバ赤痢、腸結核など |
| | | 非感染性 | 潰瘍性大腸炎、クローン病、腸切除後、過敏性腸症候群など |

## 下痢の機序と誘因

| 分類 | 機序・原因・誘因 |
|---|---|
| 滲出性下痢 | 腸管粘膜障害による、腸粘膜からの滲出液、漏出液の分泌亢進<br>疾患：細菌性大腸炎、ウイルス性大腸炎、炎症性腸疾患（潰瘍性大腸炎、クローン病）、結核、放射性腸炎など |
| 分泌性下痢 | 細菌によるトキシン、ホルモン、脂肪酸の分泌過剰<br>疾患：エンテロトキシンによる腸炎（細菌、ウイルスの感染症）、内分泌腫瘍　薬剤：ひまし油 |
| 浸透圧性下痢 | 高浸透圧性の食事や飲料の大量摂取による腸管内腔の浸透圧上昇<br>疾患：吸収不良症候群　薬剤：塩類下剤、D-ソルビトール、ラクツロースなど |
| 腸管運動亢進による下痢 | 便が急速に腸管内を通過することによる水分の吸収障害<br>疾患：過敏性腸症候群、甲状腺機能亢進症、胃・小腸・大腸の部分切除、腸のバイパス手術、ストレスなど　薬剤：マグネシウムを含む制酸薬、緩下薬、プロスタグランジン、セロトニン、カフェインなど　食品：肉や魚、砂糖などの酸性 |
| 腸管運動低下による下痢 | 脂肪や水分の吸収阻害<br>疾患：糖尿病、強皮症 |

## 下痢の鑑別

- 急性
  - 発熱(+)
    - 水様下痢便 ── 感染性腸炎（腸炎ビブリオ・ブドウ球菌・ウェルシュ菌による食中毒）、偽膜性腸炎
    - 粘血便・血便 ── 感染性腸炎（キャンピロバクター・サルモネラ・病原性大腸菌による食中毒、細菌性赤痢、抗生物質起因性出血性大腸炎）
  - 発熱(−)
    - 米のとぎ汁様下痢 ── 感染性腸炎（コレラ）
    - 腹痛・悪心・嘔吐 ── 虚血性腸炎、好酸球性胃腸炎
    - 水様下痢便・粘液便 ── 過敏性腸症候群
- 慢性
  - 体重減少(+)
    - 腹痛(+)
      - 膿粘血便・発熱 ── 潰瘍性大腸炎
      - 水様下痢便・発熱 ── クローン病、腸結核
      - 脂肪便・悪心・嘔吐 ── 慢性膵炎
    - 腹痛(−)
      - 脂肪便・浮腫・貧血 ── 吸収不良症候群
      - 水様下痢便、頻脈・心悸亢進 ── 甲状腺機能亢進症
  - 体重減少(−)
    - 腹痛(+)-粘液便・自律神経症状 ── 過敏性腸症候群
    - 腹痛(−)
      - 残尿・インポテンツ・発汗減少 ── 糖尿病
      - 皮膚色素沈着 ── アジソン病

29

# アセスメント 腹水・浮腫・腹部膨満の観察・アセスメント

## 腹水の観察

| | |
|---|---|
| 腹水の存在 | ● 腹部触診・打診による腹水貯留の確認<br>● 触診での疼痛の有無、腫瘤の有無の確認（16頁参照） |
| 腹水の状態 | ● 腹水の貯留部位、腹水の色・性状・量、腹部緊満感・膨満感、腹囲 |
| 随伴症状 | ● 食欲不振、胸やけ、悪心・嘔吐、吐血・下血、血圧低下、出血傾向、感染、食道静脈瘤の破裂、黄疸、肝性脳症 |
| 全身状態 | ● 体重・腹囲の推移、水分出納バランス、血圧、脈拍、体温、心音、呼吸状態、呼吸音、尿の性状、尿量、食欲不振、全身倦怠感など |
| 生活状況 | ● 腹水に伴う日常生活の支障の有無、排便状況と性状、食事摂取の状況 |
| 検査所見 | 腹水穿刺 ● 滲出性・漏出性の鑑別 ● 細菌培養<br>● 細胞診 ● 腫瘍マーカー（CA、CEAなど）<br>血液データ ● 総蛋白、アルブミン、電解質、LDHなど<br>画像診断 ● 超音波検査、腹部CT、腹部X線写真 |

## 腹水の分類

| | 漏出液 | 滲出液 |
|---|---|---|
| 原因 | ● 非炎症性 | ● 炎症性、腫瘍性 |
| 機序 | ● 肝臓内外の血液・リンパ系の流れの異常による門脈圧亢進<br>● 血漿蛋白の減少による膠質浸透圧の低下 | ● 腹膜の炎症性刺激による血管壁の透過性亢進<br>● 腹部大動脈周辺のリンパ節の障害によるリンパ管圧の亢進 |
| 性状 | ● 漿液性 | ● 膿性、血性 |
| 外観 | ● 淡黄色 | ● 混濁ときに血性 |
| 比重 | ● 1.015以下 | ● 1.018以上 |
| 蛋白量 | ● 2.5g/dL以下 | ● 4.0g/dL以上 |
| 線維素析出 | ● 微量 | ● 多量 |
| リバルタ反応 | ● 陰性 | ● 陽性 |
| 細胞数 | ● 少数（中皮細胞、組織球） | ● 多数（多核白血球、リンパ球） |

## 腹水の性状と疾患

| 性状 | 疾患 |
|---|---|
| 漿液性（淡黄色透明） | 肝硬変、うっ血性心不全、ネフローゼ症候群、門脈血栓症、肝癌 |
| 膿性（黄色混濁） | 癌性腹膜炎、細菌性腹膜炎、急性化膿性腹膜炎、結核性腹膜炎 |
| 乳び性（白濁） | 胸管・リンパ管閉塞、悪性リンパ腫、結核、フィラリア症、腸管リンパ管拡張症、膵癌、肝硬変 |
| 血性 | 癌性腹膜炎、結核性腹膜炎、急性膵炎、腹腔内出血、子宮外妊娠、卵巣腫瘍、大動脈瘤破裂 |
| 粘液性（ゼリー状） | 腹膜偽粘液腫 |
| 胆汁性（黄褐色） | 胆嚢・胆管穿孔、胆汁性腹膜炎 |

# アセスメント

## 浮腫の分類と主な疾患

| 局所性浮腫 | 静脈性浮腫 | 静脈血栓症、静脈瘤 |
|---|---|---|
| | リンパ性浮腫 | リンパ流の障害(癌のリンパ節転移) |
| | 炎症性浮腫 | 感染症、アレルギー、熱傷 |
| | 血管神経性浮腫 | 脳梗塞 |
| 全身性浮腫 | 心性浮腫 | うっ血性心不全(心筋梗塞、弁膜症、心筋症、高血圧など) |
| | 肝性浮腫 | 肝硬変 |
| | 腎性浮腫 | 急性腎炎、ネフローゼ症候群、腎不全 |
| | 内分泌性浮腫 | 甲状腺機能低下症、粘液水腫 |
| | 栄養障害性浮腫 | 摂食不良、吸収不良症候群 |
| | 妊娠性浮腫 | 下肢静脈瘤 |
| | 薬剤性浮腫 | ホルモン剤、非ステロイド性抗炎症薬、降圧薬 |
| | 特発性浮腫 | 原因疾患を認めないもの |

## 腹部膨満の観察

| 腹部の状態 | ● 形、左右対称性、腹壁の弾力性、緊満・静脈怒張の有無など<br>● 打診:仰臥位での鼓音(鼓腸)、濁音(腹水貯留部)<br>● 腸蠕動音の聴診 |
|---|---|
| 随伴症状 | ● 食欲不振、心窩部不快感、腹痛、悪心・嘔吐、胸やけ、低栄養、呼吸困難、皮膚障害、不安・いらいら、動作緩慢、転倒・転落 |
| 全身状態 | ● 腹囲・体重測定、バイタルサイン、水分出納、栄養状態、排泄状況、食事摂取状況 |
| 検査所見 | ● 総蛋白、電解質 |

## 腹部膨満の成因

| 気体の貯留 | 鼓腸 | ガスの生成亢進 | 豆類、イモ類、牛乳、乳製品などの発酵食品の過食、便の長時間停留による腸内細菌からのガス発生、消化液の分泌低下による消化不良など |
|---|---|---|---|
| | | ガスの吸収障害 | 腸粘膜の炎症、腸管血流の循環障害(肝硬変、門脈圧亢進、うっ血性心不全)など |
| | | ガスの通過・排泄障害 | 便秘、腸管運動の低下(腹膜炎、低カリウム血症、モルヒネなどの薬物の影響)、腸管の機械的閉塞(異物、腹部術後や炎症性腸疾患による腸管の癒着・狭窄)など |
| | | 嚥下される空気量の増加 | 空気嚥下症、神経症、ヒステリーなど |
| | 気腹 | 消化管穿孔、検査時などの人工気腹 |
| 液体の貯留 | 腹水 | 30頁参照 |
| 腹部腫瘤 | 卵巣嚢腫、膵嚢胞など |
| 肥満 | 腹部内臓器や腹壁への脂肪沈着による |
| 妊娠 | 妊娠による子宮の増大による |
| その他 | 臓器肥大、膀胱拡張 |

# アセスメント 腸閉塞症（イレウス）の観察・アセスメント

## イレウスの観察

| 腹部の状態 | | ●視診：腹部膨満、腹部硬直の有無<br>●打診：鼓音の有無<br>●聴診：腸蠕動音、腸雑音（単純性イレウスで金属音）<br>●触診：圧痛（腹膜刺激症状） |
|---|---|---|
| 症状 | | ●共通症状：排ガス・排便の停止、腹部膨満、嘔吐、脱水<br>●タイプ別症状は下記参照 |
| 検査所見 | 血液データ | ●一般血液、生化学 |
| | 画像診断 | ●腹部単純X線写真、腹部超音波検査、腹部造影CT<br>●閉塞性イレウスで、X線上拡張した腸管ガス、多数のニボー<br>●麻痺性イレウスで、X線上腸管ガス多数 |
| 治療 | 内科的治療 | ●経口摂取禁止<br>●経鼻胃管・イレウス管による消化管の減圧（腸管内容物の吸引）<br>●水・電解質の補正<br>●抗生物質の投与<br>●**腸蠕動運動の促進**：熱気浴、浣腸、温罨法、腹壁マッサージ、薬剤など |
| | 外科的治療 | ●癒着剥離、腸切除<br>●一時的な人工肛門・腸瘻の造設 |

## イレウスの種類と特徴

| 分類 | | 特徴 | 原因 |
|---|---|---|---|
| 機械的イレウス | 単純性（閉塞性）イレウス | 血行障害を伴わない | ①先天性、②異物、③腸管壁の器質的変化（瘢痕、腫瘍、癒着、屈曲、索状物、圧迫）などによる機械的閉塞 |
| | 複雑性（絞扼性）イレウス | 血行障害を伴う | ①腸重積、②腸軸捻転症、③腸管結節形成、④腹腔内腸嵌頓、⑤ヘルニア嵌頓などによる腸管への血流障害 |
| 機能的イレウス | 麻痺性イレウス | 腸蠕動運動の減弱・消失 | ①薬剤、②感染（腹膜炎）、③代謝異常などによる腸管運動の麻痺 |
| | 痙攣性イレウス | 腸管一部の持続的痙攣 | ①ヒステリーなどによる神経性、②モルヒネ、鉛などの中毒性による腸管の痙攣 |

## イレウスの鑑別診断

| | 腹痛 | 発熱 | ショック | 腸蠕動音 | 圧痛 | WBC |
|---|---|---|---|---|---|---|
| 閉塞性イレウス | 疝痛 | − | −〜+ | 亢進 | − | 正常〜軽度亢進 |
| 絞扼性イレウス | 持続的激痛 | + | + | 亢進 | + | 増加 |
| 麻痺性イレウス | 基礎疾患による | 基礎疾患による | 基礎疾患による | 減弱〜消失 | 基礎疾患による | 基礎疾患による |

# アセスメント 黄疸の観察・アセスメント

## 黄疸の観察

| 血清総ビリルビン値による分類 | 潜在性黄疸：1〜2mg/dL<br>顕性黄疸：2〜3mg/dL以上 | |
|---|---|---|
| 黄疸の状態 | ● 黄疸の出現状況、発現部位（皮膚、粘膜、眼球結膜など）、尿・便の性状変化、皮膚の痒み、脾腫、肝・胆嚢の触知 | |
| 随伴症状 | ● 皮膚瘙痒感、出血傾向、灰白色便、茶褐色尿、全身倦怠感、易疲労感、嘔気・嘔吐、腹部膨満感、腹痛 | |
| 全身状態 | ● 栄養状態、意識状態、体重の変化、貧血の有無、心理的側面（不安、ストレス）の程度 | |
| 検査所見 | 血液データ | 末梢血液、肝機能、薬剤感受性 |
| | 尿検査 | ● 間接ビリルビン優位：ウロビリノーゲン陽性<br>● 直接ビリルビン優位：ビリルビン陽性 |
| | 画像所見 | 腹部超音波検査、腹部CT、肝血管造影、内視鏡的逆行性膵胆管造影（ERCP）（75頁参照） |
| | 肝生検 | |

## 黄疸の原因と疾患

| 黄疸の種類 | 疾患 | 機序 | ビリルビン値 |
|---|---|---|---|
| 肝前性（溶血性）黄疸 | 溶血性貧血、悪性貧血、薬剤性肝障害、原発性胆汁性肝硬変、原発性硬化性胆管炎、妊娠性反復性肝内胆汁うっ滞症 | 肝臓に流入する前の血液がすでに高ビリルビン血症になっているために生じる | 間接ビリルビン増加 |
| 肝性（肝細胞性）黄疸 | 急性ウイルス肝炎、薬剤性肝障害、慢性肝炎の急性増悪期、肝硬変、肝細胞癌、アルコール性肝障害、自己免疫性肝炎など | 肝臓そのものの障害から、ビリルビンの肝細胞への取り込み、胆管へ分泌ができないために生じる | 初期：間接ビリルビン増加<br>病態の進行：直接ビリルビン増加 |
| 肝後性（閉塞性）黄疸 | 総胆管結石、膵頭部癌、胆管癌、乳頭部癌など | 肝臓でつくられた胆汁の流れの通過障害により生じる | 直接ビリルビン増加 |

肝前性（溶血性）黄疸　　肝性（肝細胞性）黄疸　　肝後性（閉塞性）黄疸

機能しない

血中へ　間接型ビリルビン
ウロビリノーゲン　便、尿へ

血中へ　直接型ビリルビン　間接型ビリルビン
ウロビリノーゲン　尿中　増加↑　便中　減少↓

通過障害
血中へ　直接型ビリルビン
便中ウロビリノーゲン（−）　尿中

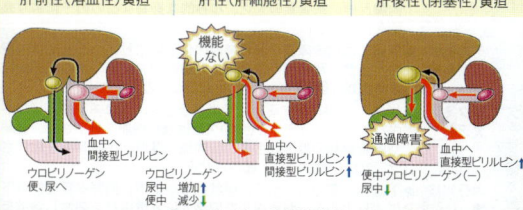

○ ヘモグロビン　○ 間接型ビリルビン　● 直接型ビリルビン

# アセスメント 食欲不振の観察・アセスメント

## 食欲不振の観察・アセスメント

| 食事摂取量状況 | ●食事摂取量は、何をどの程度食べることができているか<br>●食事にかかった時間、食欲の有無と程度、空腹感の程度<br>●食べ方、食事中の表情・言動への注目 |
|---|---|
| 栄養状態 | ●体重の増減、BMIの肥満分類など(35頁「栄養アセスメント」参照)<br>●血液生化学検査(血清総蛋白、総コレステロール、血清アルブミン、電解質) |
| 随伴症状 | ●体重減少、全身倦怠感、めまい、発熱、脱水、黄疸、味覚異常<br>●消化管障害:悪心・嘔吐、腹部膨満、腹痛、排便(便秘・下痢)、排ガス状態 |
| 心理・社会的問題 | ●食欲不振を引き起こす心理・社会的変化<br>●人間関係の変化 |

## 食欲不振の原因(Horner)

| | | |
|---|---|---|
| 中枢性食欲不振 | 神経症、精神病 | ●抑うつや幻覚、妄想が食欲低下をもたらす |
| | 急激な情動の変化 | ●大脳辺縁系からの刺激、アドレナリンの分泌、交感神経の緊張が視床下部を刺激し、食欲不振をもたらす |
| | 暑熱 | ●精神的な中枢への影響と、高温環境時の代謝を抑制する働きにより食欲中枢を抑制する |
| | 脳内圧の上昇 | ●脳内圧の上昇が直接食欲中枢を刺激する |
| | 口腔内の疾患 | ●味覚の障害や口腔内の不快感などが食欲中枢を刺激する |
| 食欲中毒性不振 | 薬物 | ●薬物による視床下部への刺激、胃粘膜への作用により起こる |
| | 急性熱性疾患 | ●発熱や病原細菌の毒素によって食欲中枢や自律神経に変調をきたして起こる |
| 内臓性食欲低下 | アレルギー | ●腸管痙攣、充血、浮腫などにより神経末端を刺激して求心性に食欲中枢を刺激する |
| | 便秘 | ●糞便の蓄積により直腸や結腸から内臓・内臓反射により食欲を抑制する |
| | 胃疾患 | ●胃壁の緊張低下、粘膜の浮腫、うっ血、神経末端の刺激、内臓・内臓反射、栄養素の欠乏、精神的な抑制などの因子により食欲を抑制する |
| | その他の内臓疾患 | ●肝臓では代謝障害や解毒機能の低下により、心不全では内臓のうっ血、腎疾患では糸球体の濾過や尿細管の再吸収不全による塩類代謝障害などにより起こると考えられる |
| 欠乏性食欲不振 | ビタミン欠乏症 | ●ビタミンB群(チアミン、リボフラビン、ニコチン酸、ピリドキシン、コバラミンなど)の欠乏は消化機能を低下させ、便秘や腸管運動の低下と舌炎、口内炎、貧血、代謝障害を起こさせ二次的に食欲不振を起こさせる |
| | 内分泌障害 | ●下垂体前葉の機能低下、甲状腺機能低下、副腎皮質機能低下によりホルモンが直接また間接的に食欲中枢を刺激し食欲低下を起こす |

## 栄養アセスメント

### 主な栄養指標

| 身体測定 | 計算式 | 基準値 |
|---|---|---|
| 体格指数(BMI)<br>例:体重50kg、身長160cm | 体重(kg)／身長(m)$^2$<br>例:50÷(1.6×1.6)＝19.53≒19.5 | 18.5〜25 |
| 理想体重(IBW)(kg)<br>BMI＝22<br>例:身長160cm | 身長(m)$^2$×22<br>例:1.6×1.6×22＝56.32≒56.3kg | |
| %理想体重(% IBW)<br>理想体重に対する実測体重の比率<br>例:上記例 | %IBW＝実測体重÷理想体重×100(%)<br>例:50÷56.3×100＝88.8% | ±10%以内 |
| %体重変化(%UBW)<br>通常時体重に対する実測体重の比率 | % UBW＝(通常時体重－実測体重)÷通常時体重×100(%) | 10%以内 |
| 上腕三頭筋皮厚(TSF) | TSF、ACの測定部位　TSFの測定 | 男:18.3mm<br>女:15.8mm |
| 上腕周囲長(AC) | ACの測定 | 男:27.4cm<br>女:25.8cm |
| 上腕筋囲(AMC) | AMC＝AC－0.314×TSF | 男:24.8cm<br>女:21.0cm |
| 血液・生化学的指標 | ヘモグロビン(Hb)、ヘマトクリット(Ht)、総リンパ球数、総蛋白(TP)、アルブミン(Alb)*、トランスフェリン(Tf)、プレアルブミン(PA)(トランスサイレチン[TTR])、レチノール結合蛋白(RBP) | |

*アルブミン(Alb)値:3.5g/dL以上は正常。3.0〜3.5g/dLは軽度栄養障害、2.5〜3.0g/dLは中等度栄養障害、2.5g/dL以下は高度栄養障害

# 栄養アセスメント

## 必要エネルギー量

必要エネルギー量(kcal/日)
＝BEE(基礎エネルギー消費量)×活動係数×ストレス係数

### BEE(基礎エネルギー消費量)kcal/日

ハリス・ベネディクト(Harris-Benedict)の式
- **男性** $66.47+13.75\times W+5.00\times H-6.78\times A$
- **女性** $655.10+9.56\times W+1.85\times H-4.68\times A$

W: 体重(kg)、H: 身長(cm)、A: 年齢

### 活動因子と活動係数

| | |
|---|---|
| 寝たきり(意識低下状態) | 1 |
| 寝たきり(覚醒状態) | 1.1 |
| ベッド上安静 | 1.2 |
| ベッド外活動 | 1.3～1.4 |
| 労働作業 | 1.5～1.7 |

### ストレス因子とストレス係数

| | |
|---|---|
| 飢餓状態 | 0.5～0.9 |
| 術後(合併症なし) | 1 |
| 小手術 | 1.2 |
| 中等度手術 | 1.2～1.4 |
| 大手術 | 1.3～1.5 |
| 長管骨骨折 | 1.1～1.3 |
| 癌 | 1.1～1.3 |
| 腹膜炎/敗血症 | 1.2～1.4 |
| 重症感染症/多発外傷 | 1.2～1.4 |
| 多臓器不全 | 1.2～1.4 |
| 熱傷 | 1.2～2.0 |

## 肥満の判定基準

| 判定 | やせ | 普通 | 肥満1 | 肥満2 | 肥満3 | 肥満4 |
|---|---|---|---|---|---|---|
| BMI | 18.5未満 | 18.5以上 25.0未満 | 25.0以上 30.0未満 | 30.0以上 35.0未満 | 35.0以上 40.0未満 | 40.0以上 |
| 肥満度* | －15％未満 | －15～15％ | 15％以上 | | | |

*肥満度とは、理想体重と実測体重との比率

(日本肥満学会/WHO)

## 体重変化の解釈

| %理想体重 | 80～90％ | 軽度栄養障害 |
|---|---|---|
| | 70～79％ | 中等度栄養障害 |
| | ～69％ | 高度栄養障害 |
| %体重変化 | 1～2％/1週間 | 有意な体重変化と判定 |
| | 5％以上/1か月 | |
| | 7.5％以上/3か月 | |
| | 10％以上/6か月以上 | |

# アセスメント 低栄養の観察・アセスメント

## 周術期栄養管理の指標

| 低栄養による影響 | ●創傷治癒の遅延<br>●免疫力低下、感染に対する抵抗力の低下<br>●呼吸筋力の低下による肺合併症の増加<br>●低蛋白血症による浮腫・腹水、循環動態の異常<br>●消化器機能回復の遅延 | | |
|---|---|---|---|
| 栄養管理の指標 | 体重 | 術前栄養管理が必要 | BMI 18.5未満<br>体重減少率10%(3~6か月)以上、10~15%(6か月)以上 |
| | 血清アルブミン値(Alb値) | 術前栄養管理が必要 | 3.6g/dL未満 |
| | 小野寺式栄養指数 | PNI=10×(Alb)+0.005×(血中総リンパ球数)<br>PNI45以上:手術可能、45未満:要注意、40以下:手術不能 | |

## 蛋白エネルギー低栄養状態(PEM)の指標

| パラメーター | | 基準値 | 基準値逸脱の症状・疾患 |
|---|---|---|---|
| アルブミン(Alb) | | 3.5~5.5g/dL | ●低値:栄養障害、肝障害、蛋白漏出性胃腸炎、ネフローゼ症候群、感染症など<br>●高値:脱水症など |
| RTP | レチノール結合蛋白(RBP) | 7~10mg/dL | ●低値:栄養障害、肝障害、ビタミンA欠乏症、感染症など<br>●高値:腎不全、脂肪肝、脂質異常症など |
| | トランスフェリン | 200~400mg/dL | ●低値:栄養障害、肝障害、感染症など<br>●高値:鉄欠乏性貧血、真性多血症など |
| | プレアルブミン(PA) | 10~40mg/dL | ●低値:栄養障害、肝障害、感染症、悪性腫瘍など |
| 総蛋白(TP) | | 6.5~8.0 g/dL | ●低値:吸収不良症候群、栄養障害、肝障害、ネフローゼ症候群、腹水質など<br>●高値:脱水症、慢性肝炎、悪性腫瘍など |
| ヘモグロビン(Hb) | | 10g/dL以上 | ●低値:栄養障害、貧血など<br>●高値:多血症など |
| リンパ球数 | | 1500~4000/μL | ●低値:栄養障害、感染症、AIDS、悪性腫瘍など<br>●高値:感染症、リンパ腫など |
| コレステロール | | T-chol≧220mg/dL | ●低値:栄養障害、肝硬変など<br>●高値:脂質異常症、動脈硬化、糖尿病など |
| 尿素窒素(BUN) | | 8~20mg/dL | ●低値:栄養障害、肝不全など<br>●高値:慢性腎炎、腎不全、尿路疾患、脱水症、消化管出血など |
| クレアチニン(Cr) | | 男性:0.5~1.0mg/dL<br>女性:0.5~0.8mg/dL | ●低値:筋肉量減少など<br>●高値:腎機能障害、尿路閉鎖など |

## アセスメント 消化器系検査
### 食道機能／胃機能／消化管機能

### 食道内圧測定

| 目的・方法 | 圧力トランスデューサを経鼻的に食道に挿入し、上部食道括約筋(UES)圧、下部食道括約筋(LES)圧などを測定し、嚥下性弛緩の有無と程度、蠕動波の出現の有無から食道内圧伝搬機能を検査する |
|---|---|
| 評価 | 食道アカラシア、機能性ディスペプシア、胃食道逆流症、食道裂孔ヘルニア、嚥下障害など |
| 準備 | 全身麻酔検査の術前準備、術後観察 |

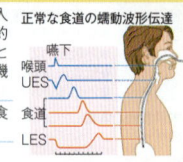

### 食道内pHモニター

| 目的・方法 | 小型のpHセンサー付カテーテルを経鼻的に挿入し、24時間にわたって携帯式の記録装置に食道・胃のpHを連続記録する 患者は、検査中は可能なかぎり通常と同様の生活を行い、食事の時間、体位(仰臥位、立位)変換の時刻、症状の出現した時間を日誌に記入する |
|---|---|
| 評価 | 胃食道逆流症 指標には食道内pH4以下の時間比〔pH4以下である時間÷全測定時間×100%〕が用いられる |

### 胃液分泌検査

| 方法 | 早朝の空腹時に、経口あるいは経鼻的に胃チューブを胃に挿入し、胃の基礎分泌液を採取する |
|---|---|
| 基準値 | pH値　1.5～2.0 |
| | 基礎分泌量　30～100mL/時 |
| | 最高分泌量　80～200mL/時 |
| | 基礎酸分泌量　0～8mEq/時 |
| | 最高酸分泌量　5～20mEq/時 |
| 評価 | 分泌亢進：十二指腸潰瘍、ゾリンジャー・エリソン症候群、小腸広汎切除など 分泌低下：萎縮性胃炎、悪性貧血、胃手術後、WDHA症候群など |

### その他の生理機能検査

| 胃排出能検査 | アセトアミノフェン法 | 胃内から小腸への移行時間の評価 |
|---|---|---|
| | ラジオアイソトープ法 | 体外から胃内容物の排出状況をリアルタイムで評価 |
| | バリウム法 | 通過状況の評価 |
| 消化吸収機能試験 | 糞便検査 | 消化器の諸臓器の状態を知る基本的検査 |
| | 脂肪出納試験 | 脂肪吸収率の評価 |
| | D-キシロース吸収試験 | 40%が尿中排泄→吸収不良の評価 |
| | ビタミン$B_{12}$吸収試験 | 胃の内因子欠乏の評価 |
| 消化運動機能試験 | 間接法　ラジオグラフ法 | 放射線不透過マーカー、バリウム法 |
| | シンチグラフ法 | 経口RIの経時的移動の評価 |
| | 水素呼気試験法 | 炭水化物の大腸移動→嫌気性菌→短鎖脂肪酸+$CO_2$+$H_2$→呼吸中水素を測定 |
| | 直接法 | 筋電図法、内圧測定法 |

# アセスメント 肝機能／膵機能

## 肝機能検査

| | | |
|---|---|---|
| 総ビリルビン(T-Bil) | 0.2〜1.0mg/dL | 間接ビリルビン＝総ビリルビン−直接ビリルビン |
| 直接ビリルビン(D-Bil) | 0.1〜0.4mg/dL | |
| 間接ビリルビン(I-Bil) | 0.1〜0.8mg/dL | |
| AST | 10〜40IU/L | 肝逸脱酵素 |
| ALT | 5〜45IU/L | 肝細胞障害時に増加 |
| LDH | 120〜245IU/L | LDH5が急性肝炎、原発性肝癌、肝硬変で増加 |
| ALP | 80〜260IU/L | ALP1、ALP2(肝由来)が肝障害、胆道系疾患で増加 |
| γ-GTP | 男性：10〜50IU/L　女性：9〜32IU/L | |
| ICG(15分値) | 10%以下 | 肝実質障害と肝血流量を反映する |

## 代表的な肝疾患の検査所見

| | AST・ALTのパターン | LDH | ALP | γ-GTP |
|---|---|---|---|---|
| 急性肝炎 | ↑↑(500以上)AST≦ALT | ↑↑ | ↑ | →〜↑ |
| 慢性肝炎 | ↑　AST＜ALT | →〜↑ | ↑ | ↑ |
| 脂肪肝 | →↑　AST＜ALT | →〜↑ | ↑ | ↑ |
| アルコール性肝障害 | →↑　AST＞ALT | →〜↑ | ↑ | ↑↑ |
| 肝硬変 | →↑　AST＞ALT | →〜↑ | ↑ | ↑ |
| 肝癌 | →↑　AST＞ALT | ↑↑ | ↑↑ | →〜↑ |

## 膵外分泌機能検査

| | | | |
|---|---|---|---|
| 血清アミラーゼ(AMY) | アミラーゼ：66〜200IU/L アイソザイムP型：30〜95IU/L | 膵臓と唾液腺から分泌されるでんぷん・糖の分解する消化酵素 膵臓由来アイソザイム：P型、唾液腺由来アイソザイム：S型 | ●高値：膵疾患、胆道十二指腸疾患、腎不全、唾液腺疾患、アミラーゼ産生腫瘍、マクロアミラーゼ血症、肝疾患、高唾液型アミラーゼ血症 ●低値：肝硬変、唾液腺摘出、糖尿病(重症) |
| リパーゼ | 11〜53IU/L | 脂質を分解する消化酵素 | ●高値：急性膵炎、慢性膵炎、膵臓癌、膵嚢胞、腎不全、肝障害など ●低値：慢性膵炎(膵機能荒廃期)など |
| 膵ホスフォリパーゼA2(PLA2) | 130〜400ng/dL | 膵リパーゼの作用を補助する膵液中に分泌される消化酵素 | ●高値：急性膵炎、慢性膵炎の急性増悪、膵癌(随伴膵炎)、慢性肝炎、腎不全 ●低値：慢性膵炎の非代償期、膵癌(進行期)、膵全摘 |
| トリプシン | 100〜550ng/mL | 膵臓のみから分泌される蛋白分解酵素 | ●高値：急性膵炎、慢性膵炎の急性増悪、膵癌、膵嚢胞 ●低値：慢性膵炎の非代償期、膵癌、広範な膵切除後など |

# アセスメント 消化器系検査
## 画像検査：実施前後の観察・ケア

### 食道胃透視

| 方法・目的 | ●造影剤を用いて食道、胃、十二指腸をX線撮影することにより、形態学的変化、術後の吻合部縫合不全の有無や、狭窄等による通過障害の確認をする |
|---|---|
| 禁忌 | ●造影剤アレルギー<br>●ブスコパンの禁忌：緑内障・前立腺肥大・甲状腺機能亢進症<br>●グルカゴンの禁忌：褐色細胞腫<br>●バリウムの禁忌：消化管穿孔や出血の危険性のある場合、腸閉塞や腸重積がある場合<br>●嚥下障害がある患者への造影剤経口投与 |
| 前処置・前投薬 | ●鎮痙薬の筋注：ブスコパンまたはグルカゴン（ブスコパン禁忌の場合）<br>●造影剤の内服：バリウムまたは水溶性造影剤（ガストログラフィン、瘻孔形成や通過障害がある場合） |
| 合併症 | ●バリウムの副作用：便秘、下痢、腹痛、肛門部痛・出血<br>●バリウムに対する過敏症：発疹、瘙痒感、悪心、嘔吐など<br>●消化管穿孔がある場合のバリウム漏れによる腹膜炎<br>●バリウムの体内停滞による消化管穿孔、腸閉塞、虫垂炎など<br>●グルカゴンは注射後90分くらいから低血糖症状が出現することがあるので注意する<br>●ガストログラフィンの副作用：下痢、軟便 |
| 検査後のケア・観察 | ●自覚症状、バイタルサインのチェック<br>●バリウムを排出するため、下剤の服用、水分の摂取を促す<br>●バリウムにより、胃・十二指腸潰瘍、虫垂炎、憩室症、潰瘍性大腸炎、クローン病、便秘症などは、病態悪化の可能性があるので注意する |

### 注腸造影

| 目的・方法 | | ●造影剤を用いて肛門部〜回盲部までを描出して、大腸の狭窄や形態の異常、大腸癌・大腸ポリープ・炎症性疾患などを検出する |
|---|---|---|
| 禁忌 | | ●鎮痙薬の禁忌は胃食道透視と同様<br>●バリウムの禁忌：大腸狭窄・穿孔の危険性のある場合、腸閉塞や腸重積がある場合 |
| 前処置・前投薬 | 腸管洗浄 | ●検査前日より低残渣食の摂取<br>●夕食後下剤（プルゼニド、ラキソベロン）あるいは腸管洗浄液（マグコロールP）の内服<br>●大量の水を飲んで下剤による腸管洗浄の効果を増幅させる |
| | 前投薬 | ●鎮痙薬の筋注、造影剤の注入<br>（使用薬は、食道胃透視と同様） |
| 合併症 | | ●造影剤による副作用・合併症は、食道胃透視参照 |
| 検査後のケア・観察 | | ●自覚症状・バイタルサインのチェック<br>●その他、上記食道胃透視参照 |

### ERCP（内視鏡的逆行性胆管膵管造影）

75頁参照

## アセスメント

### 上部消化管内視鏡

| | |
|---|---|
| 方法・目的 | ●経口(経鼻)的に内視鏡を挿入し、咽頭、食道、胃、十二指腸までの肉眼的観察を行う<br>●必要に応じて病変の生検や切除、止血などの内視鏡治療も行う |
| 禁忌 | ●絶対的禁忌:患者の拒否・非協力、炎症または腫瘍による咽喉頭部の閉塞、ショック状態<br>●相対的禁忌:頸椎骨折・頸椎脱臼、強酸・強アルカリなどの腐食性薬剤の誤飲、明らかな上部消化管穿孔 |
| 前処置・前投薬 | ●消泡剤(プロナーゼ、重曹、バリトゲン)の内服、鎮痙薬(ブスコパン、グルカゴン)の筋注<br>●必要に応じて、鎮静薬(セルシン、ミダゾラム)、鎮痛薬(ペンタジン)の静注または筋注<br>●咽頭麻酔:キシロカインスプレーの口腔内噴射 |
| 合併症 | ●消化管出血、穿孔、感染 |
| 検査後のケア・観察 | ●観察:バイタルサイン、消化器症状の有無、腹痛の有無、咽頭麻酔の覚醒状況、下血の有無 |

### 下部消化管内視鏡

| | | |
|---|---|---|
| 方法・目的 | | ●経肛門的に内視鏡を挿入し、盲腸から直腸までの病変を肉眼的に観察する<br>●必要に応じて病変の生検や切除、止血などの内視鏡治療も行う |
| 禁忌 | | ●絶対的禁忌:ショック、急性心筋梗塞、腹膜炎、急性消化管穿孔、劇症大腸炎<br>●相対的禁忌:患者の非協力、昏睡(患者が挿管されていない場合)、不整脈または最近の心筋虚血など |
| 前処置・前投薬 | 腸管洗浄 | ●検査前日就寝前に下剤(ラキソベロンなど)の服用<br>●検査当日朝から絶食のうえ、経口腸管洗浄液(ニフレック、マグコロールPなど)をゆっくり服用<br>●淡黄で残渣がない排便状況に整える(排便指標参照) |
| | 前投薬 | ●前投薬は上部消化管内視鏡に準ずる |
| 合併症 | | ●大腸粘膜の穿孔、内視鏡切除時もしくは切除後の出血 |
| 検査後のケア・観察 | | ●観察:バイタルサイン、消化器症状の有無、腹痛の有無、咽頭麻酔の覚醒状況、下血の有無<br>●経口腸管洗浄液服用後腸蠕動亢進により腸管内圧が上昇しイレウスの悪化や穿孔をきたすことがあるので、腸管狭窄、高度の便秘、腸管憩室のある患者は注意する |

● 排便指標

① ② ③ ④ ⑤

排便回数(5〜8回)とともに便の状態は①→⑤のような水様便になる
⑤の便になれば検査可能(写真提供:堀井薬品)

# アセスメント 消化器系検査
## 腫瘍マーカー

### 主な腫瘍マーカー

| 略語 | 日本語・英語 | 陽性になる主な癌 |
|---|---|---|
| AFP | α-フェト蛋白（α-fetoprotein） | 肝細胞癌 |
| BFP | 塩基性胎児蛋白（basic fetoprotein） | 胃癌、大腸癌、肝細胞癌、胆道癌、膵癌、肺癌、乳癌、腎癌、睾丸癌、前立腺癌、卵巣癌、子宮癌 |
| CA125 | 糖鎖抗原125（carbohydrate antigen 125） | 卵巣癌、子宮体部癌、肝細胞癌、胆道癌、膵癌 |
| CA19-9 | 糖鎖抗原19-9（carbohydrate antigen 19-9） | 膵癌、肝細胞癌、胆道癌、肝内胆管癌、大腸癌 |
| CEA | 癌胎児性抗原（carcinoembryonic antigen） | 大腸癌、肺癌、転移性肝癌、胆道癌、胃癌、食道癌、乳癌、子宮癌 |
| DUPAN-2 | 膵癌関連糖蛋白抗原（pancreatic cancer associated antigen） | 膵癌、胆道癌、肝癌 |
| NSE | 神経特異エノラーゼ（neuron-specific enolase） | 肺癌、神経芽細胞腫、大腸癌 |
| PIVKA-II | ビタミンK欠乏誘導蛋白-II（protein induced by vitamin K absence or antagonist） | 肝細胞癌 |
| PSTI | 膵分泌性トリプシンインヒビター（pancreatic secretory trypsin inhibitor） | 腎癌、膵癌 |
| SCC | 扁平上皮癌関連抗原（squamous cell caruciunomarelated antigen） | 子宮頸部癌、肺癌、食道癌、卵巣癌 |
| SLX | シアリルLex抗原（sialyl Lewis x antigen） | 肺癌、卵巣癌、子宮癌、膵癌、肝細胞癌、胆道癌、大腸癌 |
| STN | シアリルTn抗原（sialyl-Tn antigen） | 卵巣癌、子宮頸部癌、胃癌、胆道癌、膵癌 |
| TPA | 組織ポリペプチド抗原（tissue polypeptide antigen） | 胃癌、食道癌、大腸癌、肝細胞癌、胆道癌、膵癌、肺癌、乳癌、卵巣癌、子宮癌 |

## 主な疾患 上部消化管の疾患
### 食道アカラシア／食道裂孔ヘルニア／食道静脈瘤

### 食道アカラシア

| | |
|---|---|
| 病態 | ● 食道噴門部の下部食道括約筋（LES）が弛緩しなくなり、飲食物の食道通過が困難になった状態 |
| 症状 | ● 嚥下困難、嚥下時痛、胸痛など |
| 検査 | ● 食道造影（鳥のくちばし状像）、食道内・口腔内pH検査、食道内視鏡検査、食道内圧測定 |
| 治療 内科的治療 | ● カルシウム拮抗薬 |
| 外科的治療 | ● 内視鏡下バルーン拡張術、腹腔鏡下手術、内視鏡的筋層切開術、経口内視鏡的筋層切開術（POEM） |

### 食道裂孔ヘルニア

| | |
|---|---|
| 病態 | ● 横隔膜の食道裂孔を通って腹腔内にあるべき胃の一部が胸腔側へ脱出している状態 |
| 原因 | ● 先天性、加齢による食道裂孔の弛緩、亀背、慢性の咳嗽性疾患による腹圧上昇、肥満による腹圧上昇 |
| 症状 | ● 胸やけ、胸痛、つかえ感 |
| 検査 | ● バリウムによるX線造影、食道内視鏡検査、食道内圧測定 |
| 治療 内科的治療 | ● 胃食道逆流症に対する$H_2$受容体拮抗薬・プロトンポンプ阻害薬 |
| 外科的治療 | ● 脱出している胃を腹腔内に戻し、開大している食道裂孔を縫縮し、逆流防止手術を追加する |

### 食道静脈瘤

| | |
|---|---|
| 病態 | ● 肝硬変などの肝疾患、門脈や肝静脈の狭窄などによって門脈圧が亢進した結果、食道の粘膜下層の静脈が拡張、瘤状に隆起した状態 |
| 症状 | ● 静脈瘤破裂：大量の吐血、出血性ショック、黒色便 |
| 検査 | ● 上部消化管内視鏡検査、食道造影、門脈造影、CT、MRI |
| 治療 内科的治療 | ● S-Bチューブによる圧迫止血<br>● 薬物療法：バソプレシン、βブロッカー、ARB |
| 外科的治療 | ● 内視鏡的硬化療法（EIS）、内視鏡的静脈瘤結紮術（EVL）、経頸静脈的肝内門脈静脈短絡術（TIPS）、食道離断術 |

### S-Bチューブの観察

| | |
|---|---|
| 圧力と圧迫時間 | ● 挿入期間：3日程度<br>● 長時間にわたる圧迫は粘膜壊死をこす。時間開放が行われる |
| 食道バルーンの空気圧 | ● 30〜40mmHg |
| 胃バルーンの空気圧 | ● 250〜300mmHg<br>● 空気圧が少ないと牽引力が働かず、止血が十分に行えない。また自然抜管の原因となる<br>● 空気圧が強すぎると圧迫部の血流をストップさせる |
| 牽引力 | ● 一般に500mL |
| 誤嚥 | ● 食道バルーンより上部に血液や分泌物が貯留し気道に流れて起こる |
| 窒息 | ● S-Bチューブの胃バルーンの空気漏れや破裂によりズレが起き、食道バルーンが上気道を圧迫して気道を閉塞する |

# 主な疾患 上部消化管の疾患
## 胃食道静脈瘤の治療

### 内視鏡的硬化療法

**内視鏡的食道静脈瘤硬化療法(EIS)**
内視鏡下で静脈瘤内に多量の硬化剤を注入して食道静脈瘤を固める

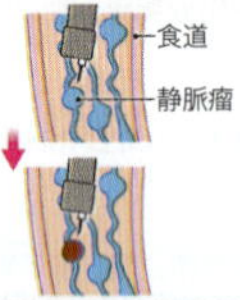

**内視鏡的静脈瘤結紮術(EVL)**
静脈瘤を内視鏡下にゴムバンド(Oリング)で結紮し、静脈瘤を壊死脱落させ、血栓性閉塞を起こさせる

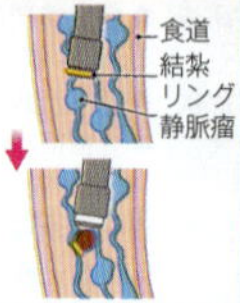

| | |
|---|---|
| 合併症 | ●生命の危険を伴わない合併症：胸痛、発熱、食道潰瘍<br>●生命の危険を伴う合併症：食道穿孔、門脈血栓、硬化剤による肝障害、腎不全、ショック。発生率は低いが、発症後の死亡率は高い |
| 術後のケア・観察 | ●観察：バイタルサイン、一般状態の観察、穿孔や術後出血などの合併症の出現の有無<br>●与薬の管理：術後出血予防のためのトロンビン、菌血症予防のための抗菌薬、出血性胃炎や胃潰瘍の防止のためのH2ブロッカー、プロトンポンプ阻害薬および防御因子増強薬の投与管理<br>●再出血の防止のため、食事指導や内服薬の服薬指導 |

### バルーン閉塞下経静脈的塞栓術(BRTO)

| | |
|---|---|
| 方法 | ●静脈瘤により胃静脈血が左腎静脈に流出する場合、大腿静脈よりカテーテルを挿入し、流出路にバルーンカテーテルを進め、血流の逆方向に硬化剤を注入し、胃静脈瘤を固める |
| 合併症 | ●血管損傷、腹腔内出血、後腹膜出血、肺塞栓、肺梗塞、肝障害、腎障害(ヘモグロビン尿) |
| 術後のケア・観察 | ●観察：バイタルサイン、一般状態の観察、血尿(ヘモグロビン尿)の有無<br>●合併症を疑うような症状(腹痛や腹部膨隆、呼吸苦など)、バイタルサインの変動、血液データの変動などに注意する |

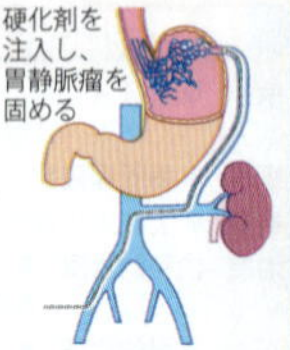

硬化剤を注入し、胃静脈瘤を固める

### 経頸静脈的肝内門脈静脈短絡術(TIPS)

| | |
|---|---|
| 方法 | ●門脈圧亢進による食道・胃静脈瘤に対し、頸静脈よりカテーテルを挿入し、肝静脈と門脈の間にシャントを形成し、門脈圧の低下させる |
| 合併症 | ●術中：血管損傷、血性胆汁、腹腔内出血、穿刺部の血腫、門脈血栓症<br>●術後：肝性脳症(短絡路形成によってアンモニア濃度の高い門脈血が体循環系に流入することによる)、肝不全、一過性腎不全、発熱 |
| 術後のケア・観察 | ●観察：バイタルサイン、一般状態の観察<br>●肝機能、血中アンモニア濃度など確認し、肝性脳症の出現に注意する |

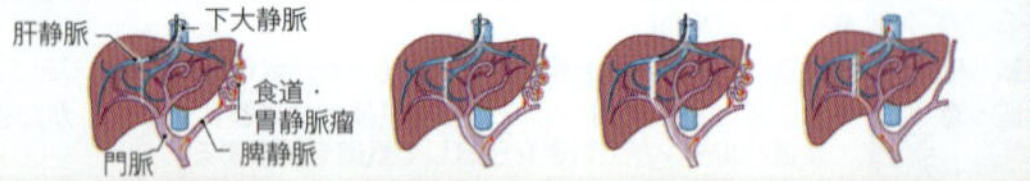

肝静脈　下大静脈
食道静脈瘤
門脈　脾静脈

## 主な疾患：食道癌

### 食道癌の病態・検査・治療

| 病態 | 扁平上皮癌、腺癌（バレット食道）、腺扁平上皮癌、粘表皮癌、腺様嚢胞癌、未分化癌、癌肉腫、偽肉腫など |
|---|---|
| 症状 | 嚥下困難、狭窄感、嚥下時の違和感、疼痛、嘔気、嘔吐、反回神経麻痺（嗄声） |
| 検査 | 上部消化管内視鏡検査、CT、超音波内視鏡検査(EUS)、PET、気管支鏡検査 |
| 治療　内科的治療 | 化学療法、内視鏡治療、放射線療法、ステント挿入 |
| 　　　外科的治療 | 食道切除＋リンパ節郭清＋再建（46頁参照） |

### 病期分類

|  | N0 | N1 | N2 | N3 | N4 | M1 |
|---|---|---|---|---|---|---|
| T0, T1a | 0 | I | II | III | IVa | IVb |
| T1b | I | II | II | III | IVa | IVb |
| T2 | II | II | III | III | IVa | IVb |
| T3 | II | III | III | III | IVa | IVb |
| T4 | III | IVa | IVa | IVa | IVa | IVb |

### 深達度・リンパ節転移の分類

| 食道壁深達度 | | | |
|---|---|---|---|
| T0 | 原発巣としての癌腫を認めない | T2 | 固有筋層まで(MP) |
| Tis | 上皮内癌(EP) | T3 | 食道外膜に浸潤(Ad) |
| T1a | 粘膜固有層内(LPM)・粘膜筋板まで(LPM、MM) | T4 | 周囲臓器に浸潤(Adj) |
| T1b | 粘膜下層まで(SM) | | |

| リンパ節転移 | | | |
|---|---|---|---|
| N0 | リンパ節転移を認めない | | |
| N1 | 第1群リンパ節に転移を認める | | |
| N2 | 第2群リンパ節に転移を認める | | |
| N3 | 第3群リンパ節に転移を認める | 遠隔転移 M0 | 遠隔転移なし |
| N4 | 第4群リンパ節に転移を認める | 　　　　 M1 | 遠隔転移あり |

### 全身状態の評価：パフォーマンスステータス(PS)

| PS 0 | ● 全く問題なく活動できる<br>● 発病前と同じ日常生活が制限なく行える |
|---|---|
| PS 1 | ● 肉体的に激しい活動は制限されるが、歩行可能で、軽作業や座っての作業は行うことができる　例：軽い家事、事務作業 |
| PS 2 | ● 歩行可能で自分の身の回りのことはすべて可能だが作業はできない<br>● 日中の50%以上はベッド外で過ごしている |
| PS 3 | ● 限られた自分の身の回りのことしかできない<br>● 日中の50%以上をベッドか椅子で過ごしている |
| PS 4 | ● ほとんど寝たきりの状態で、自分の身の回りのことは全くできない<br>● 完全にベッドか椅子で過ごしている。 |

(PS 0～2が治療対象の目安となることが一般的)

# 主な疾患 上部消化管の疾患
## 食道癌の手術

### 食道癌の治療アルゴリズム

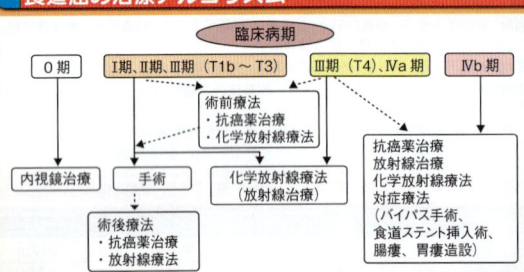

```
                        臨床病期
  0期    I期、II期、III期（T1b～T3）   III期（T4）、IVa期   IVb期
                    ↓
                  術前療法
                  ・抗癌薬治療
                  ・化学放射線療法
                                            抗癌薬治療
                                            放射線治療
  内視鏡治療   手術    化学放射線療法       化学放射線療法
                     （放射線治療）        対症療法
                                           （バイパス手術、
                  術後療法                  食道ステント挿入術、
                  ・抗癌薬治療              腸瘻、胃瘻造設）
                  ・放射線療法
```

日本食道学会編．食道癌診断・治療ガイドライン．金原出版．2012．より引用・改変

### 食道癌の手術

| 種類 | | 方法 |
|---|---|---|
| 内視鏡的治療 | 内視鏡的粘膜切除術（EMR） | 粘膜下層に生理食塩液を注入し、スネアをかけ病巣を切除 |
| | 内視鏡的粘膜下層剥離術（ESD） | 病巣周囲の粘膜を全周性に切開し、粘膜下層を直接剥離 |
| 外科治療 | 食道切除 | 右開胸開腹で病変食道を切除 |
| | リンパ節郭清 | 3領域（頸部、胸部、腹部）リンパ節郭清 |
| | 再建 | 再建経路：胸骨前、胸骨後、胸腔内（後縦隔）<br>再建臓器：胃管、小腸、結腸 |

### EMR

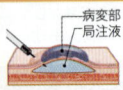

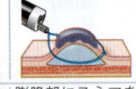

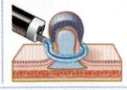

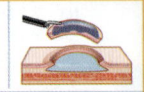

| 粘膜下層に生理食塩液を注入し、病変部を隆起させる | 膨隆部にスネアをかける | スネアを絞扼し、通電して病変部を切離 | 病変を回収する |

### ESD

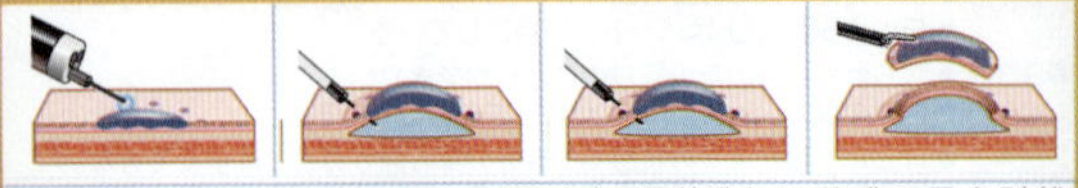

| 病変周囲をマーキング | 粘膜下層に局注し、病変部を隆起させる | 病変周囲粘膜をナイフで切開 | 粘膜下層を剥離し、病変を切除 |

## 主な疾患

### 食道内視鏡治療の合併症と術後管理

| 主な合併症 | ●出血<br>●穿孔、穿孔に伴う縦隔気腫、縦隔炎<br>●誤嚥性肺炎<br>●空気塞栓<br>●術後狭窄など |
|---|---|
| 術後のケア・観察 | ●炎症反応や皮下気腫、縦隔気腫、誤嚥性肺炎の有無などのチェック<br>●術後粘膜欠損が3/4周を超えた場合、術後狭窄を起こしやすい<br>●**術後狭窄の予防**：内視鏡的バルーン拡張術、ステロイド局注など |

### 食道手術の合併症と術後管理

| 主な合併症 | ●**呼吸器合併症**：肺炎、無気肺、気胸、胸水貯留など。肺炎、重症感染症を契機に急性呼吸窮迫症候群（ARDS）などの急性肺障害をきたすことがある<br>●**循環器合併症**：不整脈、急性循環不全、心筋梗塞など<br>●胸管損傷による乳糜胸<br>●**再建臓器の合併症**：縫合不全、再建臓器の血行障害による壊死など<br>●反回神経麻痺（嗄声の有無の確認）<br>●吻合部狭窄 |
|---|---|
| 術後のケア・観察 呼吸管理 | ●**観察**：呼吸音聴取による呼吸状態の確認、チアノーゼの有無、SpO₂、喀痰の性状・量、皮下気腫の有無など<br>●**術後肺炎の予防**：嚥下性肺炎の予防のための体位の工夫、口腔ケア、無気肺の予防。人工呼吸器管理中は、人工呼吸器関連肺炎予防のため、できうる範囲で頭部挙上と口腔ケア |
| 循環管理 | ●**観察**：CVP、尿量、血圧、心拍数、不整脈など<br>●**水分出納バランスのチェック**：水分OUT；尿量、各種ドレーン排液量、ガーゼへの出血量、排便（特に下痢）。水分IN；輸液量、経口摂取量（水分も含む） |
| 輸液栄養管理 | ●**経静脈高カロリー輸液**：輸液ポンプ・シリンジポンプの使用、輸液ルートの固定・整理<br>●**経腸栄養チューブによる経腸栄養**：腹部症状の観察 |
| ドレーン管理 | ●**観察**：ドレーンの位置、閉塞の有無、排液の量・性状・色<br>●血性排液が100mL/時以上のときは再手術の可能性があるので、早期対応が必要<br>●**胸腔ドレーン**：エアリークの有無のチェック。乳糜様で多量の排液（1日2000～3000mL）が続く場合は乳糜胸を疑う<br>●**吻合部ドレーン**：排液の性状（膿性、唾液様など）、周囲皮膚の発赤など有無から、縫合不全の有無をチェックする |

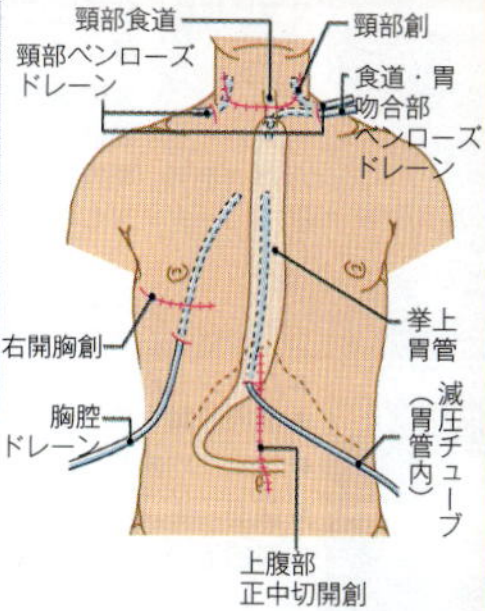

47

# 主な疾患 上部消化管の疾患
## 胃食道逆流症（GERD）

### 胃食道逆流症の病態・検査・治療

| 病態 | | | ● 食道への胃酸の逆流によって起こる不快な自覚症状（胸やけ）、あるいは下部食道粘膜の酸消化性炎症のいずれか、あるいは両方がある状態<br>● 下部食道括約筋（LES）の弛緩、腹圧上昇、LES圧の低下により起こる |
|---|---|---|---|
| 誘因 | LESの弛緩 | | ● 大量摂食、大量飲酒、高脂肪食、胃排泄遅延、早食いによる空気嚥下 |
| | 腹圧上昇 | | ● 前屈姿勢、腹部を締める服装、肥満（内臓肥満）、妊娠、骨粗鬆症による前屈 |
| | LES圧低下 | | ● 食道裂孔ヘルニア、加齢、強皮症、薬剤（冠拡張薬、気道拡張薬、など） |
| 分類 | 食道症候群 | 症候性症候群 | ● 定型的逆流症候群、逆流性胸痛症候群 |
| | | 食道損傷症候群 | ● 逆流性食道炎、逆流性食道狭窄、バレット食道、食道腺癌 |
| | 食道外症候群 | 関連の明確なもの | ● 逆流性咳嗽症候群、逆流性喉頭炎症候群、逆流性喘息症候群、逆流性歯牙酸蝕症候群 |
| | | 関連が推測されるもの | ● 咽頭炎、副鼻腔炎、特発性肺線維症、反復性中耳炎 |
| 内視鏡診断による分類 | | | ● ロサンゼルス（LA）分類：粘膜傷害の広がりと程度による分類<br>● 星原分類：ロサンゼルス（LA）分類にGrade N、Grade Mを追加 |
| 症状 | | | ● 前胸部灼熱感、吐出、呑酸感、嗄声、胸痛、喘息様症状 |
| 検査 | | | ● 腹部X線、内視鏡検査、食道内圧測定、食道内pHモニター |
| 治療 | 内科的治療 | | ● 薬物療法：H₂受容体拮抗薬、プロトンポンプ阻害薬、消化管運動機能改善薬<br>● 内視鏡治療 |
| | 外科的治療 | | ● 腹腔鏡下Nissen法 |

### GERDの分類（ロサンゼルス分類改訂版：星原分類）

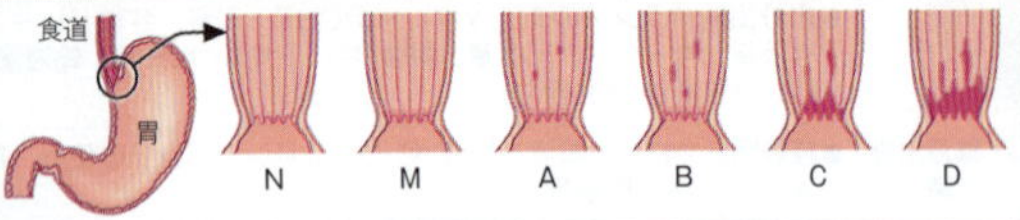

| Grade N | 内視鏡的に変化を認めないもの |
|---|---|
| Grade M | 色調変化型（minimal change） |
| Grade A | 長径が5mmを超えない粘膜障害のあるもの |
| Grade B | 少なくとも1か所の粘膜障害の長径が5mm以上あり、それぞれ別の粘膜ヒダ上に存在する粘膜障害が互いに連続していないもの |
| Grade C | 少なくとも1か所の粘膜障害は2条以上の粘膜ヒダに連続して広がっているが、全周の3/4を超えないもの |
| Grade D | 全周の3/4以上にわたる粘膜障害 |

## 主な疾患 — 胃・十二指腸潰瘍

### 胃・十二指腸潰瘍の病態・検査・治療

| 病態 | ●粘膜の防御因子と攻撃因子の均衡の破綻によって、胃酸が胃および十二指腸の粘膜を傷害し、粘膜下層以上におよぶ組織欠損をきたした状態 | |
|---|---|---|
| 防御因子と攻撃因子 | 防御因子 | ●胃粘膜、粘膜血流、リン脂質、重炭酸イオン分泌、胃粘膜プロスタグランジンなど |
| | 攻撃因子 | ●ヘリコバクターピロリ、薬剤(NSAIDs、ステロイドなど)、ストレス、飲酒、喫煙、慢性疾患、低栄養など |
| 症状 | ●心窩部痛(十二指腸では空腹時、胃潰瘍では食後)、腹部膨満感、嘔気・嘔吐、食思不振など<br>●十二指腸潰瘍では背部への放散痛<br>●出血によって、下血(タール便)、吐血、貧血症状、出血性ショックが生じることがある<br>●強い腹痛、腹膜刺激症状(筋性防御、腹部板状硬化など)が見られる場合は穿孔を疑う | |
| 検査 | ●バリウムによる胃透視(ニッシェ像)、上部消化管内視鏡、内視鏡生検による粘膜組織検査、胸腹部単純X線、腹部CTなど | |
| 治療 | 内科的治療 | ●薬物療法:ヘリコバクターピロリ除菌療法、プロトンポンプ阻害薬(PPI)、プロスタグランジン製剤(PG)、$H_2$受容体拮抗薬($H_2$RA) |
| | 外科的治療 | ●出血の危険性のある潰瘍に対する緊急内視鏡による止血術手術<br>●出血性ショックの場合、全身管理・輸血<br>●止血困難例に対する侵襲的放射線療法(IVR)・外科手術<br>●穿孔に対する緊急外科手術 |

### 潰瘍の進行度による分類 (内視鏡的stage分類、崎田、三輪による)

| 活動期<br>active stage | A1 | 潰瘍底の苔が厚く、辺縁に炎症性腫瘤がある時期 |
|---|---|---|
| | A2 | 潰瘍辺縁に白色の輪状縁および充血像が出現する時期 |
| 治癒過程期<br>healing stage | H1 | 潰瘍が縮小し、辺縁に紅暈があり、ひだの集中および潰瘍周囲における緩やかなひだの細まりの出現する時期 |
| | H2 | 治癒がさらに進行し、底の盛り上がりとともに薄い白苔で被われる時期 |
| 瘢痕期<br>scarring stage | S1 | 瘢痕の中心部に充血が残り、いわゆる赤色瘢痕(red scar)といわれる時期 |
| | S2 | 瘢痕の充血がなくなり、周囲粘膜と同じ色調にもどり、いわゆる白色瘢痕(white scar)といわれる時期 |

### 潰瘍の深さによる分類

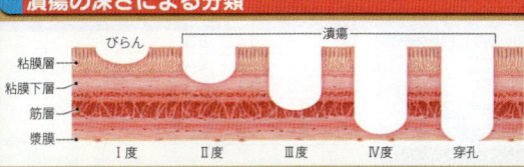

びらん / 潰瘍

粘膜層 — 粘膜下層 — 筋層 — 漿膜

Ⅰ度　Ⅱ度　Ⅲ度　Ⅳ度　穿孔

## 主な疾患 上部消化管の疾患
### 胃癌

#### 胃癌の病態・検査・治療

| 病態 | ●乳頭部癌、管状腺癌、低分化腺癌、印環細胞癌、粘液癌<br>●左鎖骨上窩へのリンパ節転移：ウィルヒョウ転移<br>●腹膜播種性のダグラス窩転移：シュニッツラー転移<br>●卵巣転移：クルッケンベルグ腫瘍 |
|---|---|
| 症状 | ●早期胃癌の半数以上は無症状<br>●一般的に上腹部痛、腹部膨満感、食欲不振、口臭など<br>●進行すると、体重減少、消化管出血、嘔気・嘔吐など |
| 検査 | ●胃透視、胃内視鏡<br>●血清ペプシノゲンⅠ測定 |
| 治療 | **内科的治療** ●化学療法、内視鏡治療、放射線療法、内視鏡的粘膜切除(EMR)、内視鏡的粘膜下層剥離術(ESD)<br>**外科的治療** ●幽門側切除術、胃全摘術(52頁参照) |

#### 深達度・リンパ節転移の分類

| 壁深達度 | Tx | 癌の浸潤の深さが不明 |
|---|---|---|
| | T0 | 癌がない |
| | T1 | 癌の局在が粘膜(M)または粘膜下組織(SM)にとどまる |
| | **T1a**：癌が粘膜にとどまる(M)<br>**T1b**：癌の浸潤が粘膜下組織にとどまる(SM) ||
| | T2 | 癌の浸潤が粘膜下組織を越えているが、固有筋層(MP)にとどまる |
| | T3 | 癌の浸潤が固有筋層を越えているが、漿膜下組織にとどまる(SS) |
| | T4 | 癌の浸潤が漿膜表面に接しているかまたは露出、あるいは他臓器に及ぶ |
| | **T4a**：癌の浸潤が漿膜表面に接しているか、またはこれを破って遊離腹腔に露出している(SE)　**T4b**：癌の浸潤が直接他臓器まで及ぶ(SI) ||

| リンパ節転移 | NX | 領域リンパ節転移の有無が不明 | N3 | 領域リンパ節に7個以上の転移 |
|---|---|---|---|---|
| | N0 | 領域リンパ節に転移なし | N3a | 7～15個の転移 |
| | N1 | 領域リンパ節に1～2個の転移 | N3b | 16個以上の転移 |
| | N2 | 領域リンパ節に3～6個の転移 | | |

| その他の転移 | MX | 領域リンパ節以外の転移の有無が不明 |
|---|---|---|
| | M0 | 領域リンパ節以外の転移なし |
| | M1 | 領域リンパ節以外の転移あり |

#### 進行度分類

| | N0 | N1 | N2 | N3 | T/NにかかわらずM1 |
|---|---|---|---|---|---|
| T1a(M)、T1b(SM) | ⅠA | ⅠB | ⅡA | ⅡB | |
| T2(MP) | ⅠB | ⅡA | ⅡB | ⅢA | |
| T3(SS) | ⅡA | ⅡB | ⅢA | ⅢB | Ⅳ |
| T4a(SE) | ⅡB | ⅢA | ⅢB | ⅢC | |
| T4b(SI) | ⅢB | ⅢB | ⅢC | ⅢC | |
| T/NにかかわらずM1 | | | | | |

## 主な疾患 胃癌の手術

### 胃癌の進行度別治療法

| | N0 | N1(1～2個) | N2(3～6個) | N3(7個以上) |
|---|---|---|---|---|
| T1a(M) | ⅠA<br>ESD/EMR（一括切除）〔分化型、2cm以下、UL(-)〕<br>胃切除D1（上記以外） | ⅠB<br>定型手術 | ⅡA<br>定型手術 | ⅡB<br>定型手術 |
| T1b(SM) | ⅠA<br>胃切除D1（分化型、1.5cm以下）<br>胃切除D1+（上記以外） | | | |
| T2(MP) | ⅠB<br>定型手術 | ⅡA<br>定型手術<br>補助化療<br>(pStageⅡA) | ⅡB<br>定型手術<br>補助化療<br>(pStageⅡB) | ⅢA<br>定型手術<br>補助化療<br>(pStageⅢA) |
| T3(SS) | ⅡA<br>定型手術 | ⅡB<br>定型手術<br>補助化療<br>(pStageⅡB) | ⅢA<br>定型手術<br>補助化療<br>(pStageⅢA) | ⅢB<br>定型手術<br>補助化療<br>(pStageⅢB) |
| T4a(SE) | ⅡB<br>定型手術<br>補助化療(pStageⅡB) | ⅢA<br>定型手術<br>補助化療<br>(pStageⅢA) | ⅢB<br>定型手術<br>補助化療<br>(pStageⅢB) | ⅢC<br>定型手術<br>補助化療<br>(pStageⅢC) |
| T4b(SI) | ⅢB<br>定型手術+合併切除<br>補助化療(pStageⅢB) | ⅢB<br>定型手術+合併切除<br>補助化療<br>(pStageⅢB) | ⅢC<br>定型手術+合併切除<br>補助化療<br>(pStageⅢC) | ⅢC<br>定型手術+合併切除<br>補助化療<br>(pStageⅢC) |
| AnyT/N、M1 | 化学療法、放射線治療、緩和手術、対症療法 | | | |

### 胃癌の手術

| 種類 | | 方法 | |
|---|---|---|---|
| 内視鏡的治療 | 内視鏡的粘膜切除術（EMR） | 粘膜下層に生理食塩液を注入し、スネアをかけ病巣を切除 | 46頁参照 |
| | 内視鏡的粘膜下層剥離術（ESD） | 病巣周囲の粘膜を全周性に切開し、粘膜下層を直接剥離 | |
| 外科治療 | 胃切除 | 幽門側胃切除術、胃全摘術 | |
| | リンパ節郭清 | **1群リンパ節（D1）**：胃の周囲のリンパ節<br>**2群リンパ節（D2）**：胃に流入する血管の根元のリンパ節 | |
| | 再建 | **幽門側胃切除術**：ビルロートⅠ法あるいはルーワイ法<br>**胃全摘術**：ルーワイ法 | |

## 主な疾患 上部消化管の疾患
### 胃癌の手術

#### 胃切除・全摘術後の再建法

| ビルロートⅠ法 | ビルロートⅡ法 | ルーワイ法 |
|---|---|---|
| 残った胃と十二指腸を端々吻合する | 十二指腸断端を閉鎖し、残った胃と空腸を端側吻合する | 十二指腸断端を閉鎖し、残りの胃と空腸、または食道と空腸を吻合する |

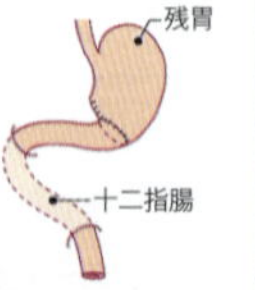

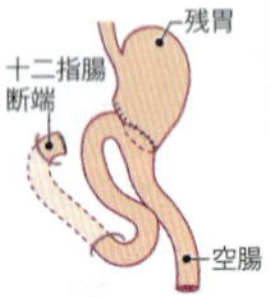

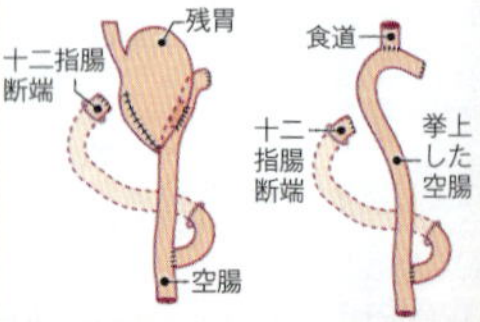

#### 胃切除術の合併症と術後管理

| 主な合併症と出現時期 | 吻合部出血 | 術後12時間以内 |
|---|---|---|
| | 縫合不全 | 術後1〜2週間以内 |
| | 吻合部狭窄 | 術後1〜2週間以降 |
| | 早期ダンピング症候群 | 食後30分以内 |
| | 晩期ダンピング症候群 | 食後2〜3時間 |

| 術後のケア・観察 | 縫合不全の観察と処置 | ●観察：発熱、疼痛、腹壁の緊張・膨隆、ドレーン周囲の感染徴候、ドレーン排液の性状変化(混濁・膿性)→上部消化管手術では胆汁の混入<br>●保存的治療：禁食、中心静脈栄養法による栄養管理、ドレナージ |
|---|---|---|
| | ドレーン管理 | ●観察：ドレーンの位置、閉塞の有無、排液の量・性状・色<br>●血性排液が100mL/時以上のときは再手術の可能性があるので、早期対応が必要 |

#### ダンピング症候群の症状と対応

| | 機序 | 症状 | 対応 |
|---|---|---|---|
| 早期ダンピング症候群 | ●胃貯留機能の低下・消失で、食事内容が急激に小腸に流入することによる循環動態の変化と自律神経機能の失調 | ●血管運動性症状：全身倦怠感、めまい、発汗、動悸、脱力感、しびれなど<br>●腹部症状：腹痛、膨満感、嘔気など | ●高蛋白、高脂肪、低炭水化物の固形食を少量ずつ頻回に摂取<br>●食後30〜60分は安静横臥 |
| 後期ダンピング症候群 | ●食物の急激な腸内流入により、過血糖→インスリン過分泌が起こり、反応性低血糖をきたした状態 | ●全身症状：全身倦怠感、脱力感、発汗、めまいなど | ●糖分の過剰摂取を避ける<br>●症状出現時は、低血糖発作時と同様の対応 |

## 主な疾患 下部消化管の疾患
## 大腸ポリープ

### 大腸ポリープの病態・検査・治療

| 定義・病態 | ●大腸の限局性の隆起性変化<br>●組織型は、上皮性・非上皮性、腫瘍性・非腫瘍性(過形成性、炎症性、若年性、過誤腫性など)に大別される |
|---|---|
| ピットパターン分類 | ●色素内視鏡・拡大内視鏡によるポリープ表面模様の分類<br>●粘膜表面を色素で染色し、約50～100μmの穴(ピット)の形・数を判定<br>●癌と炎症・腺腫の鑑別、早期大腸癌の深達度診断に有用 |
| 症状 | ●多くは無症状、鮮血便、下血 |
| 検査 | ●内視鏡検査 |
| 治療 | ●ポリペクトミー(有茎性、亜有茎性病変)、内視鏡的粘膜切除術(EMR)(平坦・陥凹性病変、大きな広基性病変)、外科的切除 |

### ピットパターン分類

| I型 | II型 | IIIL型 | IIIS型 |
|---|---|---|---|
| 類円型<br>正常ピット 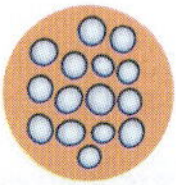 | 星芒状・乳頭型<br>タマネギ様構造の抜け殻状 | 管状・類円型<br>正常ピットより大型 | 管状・類円型<br>正常ピットより小型  |
| 正常～炎症 | 過形成ポリープ | 腺腫～癌(M癌) | |

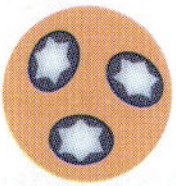

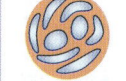

| IV型 | VI型 | VN型 |
|---|---|---|
| 樹脂状・脳回転状・溝紋型 | 無構造型、不整型<br>(ピット構造の消失) | 無構造型、不整型<br>ピット数減少 |
| 腺腫～癌(M癌) | 癌(M～SM癌) | 癌(SM癌以上) |

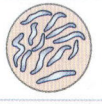

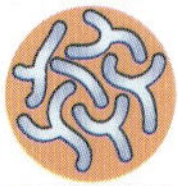

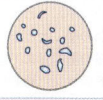

### ポリペクトミー

1. ポリープにループワイヤーをかける
2. ループワイヤーを絞り電気を通す
3. 焼き切ったポリープを鉗子で取り出す

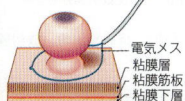

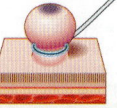

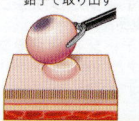

電気メス
粘膜層
粘膜筋板
粘膜下層
固有筋層

# 主な疾患 下部消化管の疾患
## 大腸癌

### 大腸癌の病態・検査・治療

| 概念・病態 | ●大腸の粘膜上皮細胞にできる悪性腫瘍。結腸癌と直腸癌を含む<br>●好発部位はS状結腸と直腸<br>●高分化型・中分化型腺癌が多い<br>●粘膜下層以深に浸潤しながら、腸管腔内のリンパ管や血管に侵入し、リンパ行性・血行性転移し、腸管壁外まで浸潤すると隣接臓器への浸潤や腹膜播種を引き起こす |
|---|---|
| 症状 | 腹痛、便秘、血便、便柱の狭小化、腹部膨満感 |
| 検査 | 注腸検査、大腸内視鏡検査、腹部単純X線写真、CT、MRI、PET-CT |
| 治療 | 内科的治療: 抗癌薬治療、放射線治療<br>外科的治療: ポリペクトミー、内視鏡的粘膜切除(EMR)、内視鏡的粘膜下層剥離術(ESD)、腹腔鏡手術、結腸切除術、直腸切除術、人工肛門造設術、骨盤内臓除去術 |

### 壁深達度・転移の分類

| 壁深達度(T) | M、SM、MPと、それより以深は漿膜を有する部位はSS、SE、SI、漿膜を有しない部位はA、AIに分類 |
|---|---|
| リンパ節転移(N) | リンパ節転移なし(N0)、腸管傍リンパ節と中間リンパ節の転移総数3個以下(N1)、4個以上(N2)、主リンパ節の転移(N3)、領域リンパ節以外のリンパ節への転移(M1) |
| 遠隔転移(M) | 肝転移(H): なし(H0)、転移巣4個以下かつ最大径5cm以下(H1)、H1、H3以外(H2)、転移巣5個以上かつ最大径5cm超(H3)、転移不明(HX)<br>腹膜転移(P): 転移なし(P0)、近傍腹膜に転移(P1)、遠隔腹膜に少数転移(P2)、遠隔腹膜に多数転移(P3)、有無不明(PX)<br>肝以外の遠隔転移(M): 転移なし(M0)、転移あり(M1)、不明(MX) |

### ステージ分類

| ステージ0 | 癌が粘膜の中にとどまっている |
|---|---|
| ステージI | 癌が大腸の壁にとどまっている |
| ステージII | 癌が大腸の壁の外まで浸潤している |
| ステージIIIa | 3個以下のリンパ節転移がある |
| ステージIIIb | 4個以上のリンパ節転移がある |
| ステージIV | 血行性転移(肝転移、肺転移)または腹膜播種がある |

### 大腸癌の進行度別治療法

| ステージ0、ステージI(軽度浸潤) | 内視鏡治療、手術(開腹手術、腹腔鏡手術) |
|---|---|
| ステージI(深部浸潤)、ステージII、ステージIII | 手術(開腹手術、腹腔鏡手術)、抗癌薬治療、放射線治療 |
| ステージIV | 手術(開腹手術、腹腔鏡手術)、遠隔転移巣の切除、抗癌薬治療、放射線治療、対症療法 |

## 主な疾患

### 大腸癌の手術

| 種類 | 方法 |
|---|---|
| 内視鏡治療 | ポリペクトミー(53頁参照)、内視鏡的粘膜切除術(EMR)(46頁参照)、内視鏡的粘膜下層剥離術(ESD)(46頁参照) |
| 外科治療 腸管切除 | 結腸癌:結腸切除術(結腸半側切除術、結腸部分切除術、S状結腸切除術)<br>直腸癌:直腸切除術(括約筋温存手術)、直腸切断術 |
| リンパ節郭清 | D1郭清:腸管傍リンパ節を切除<br>D2郭清:腸管傍リンパ節と中間リンパ節を切除<br>D3郭清:領域リンパ節を切除 |
| 再建 | 結腸切除:手縫い吻合、器械吻合<br>直腸切除・切断:器械吻合、人工肛門造設 |
| 腹腔鏡手術 | 開腹せずに、腹腔鏡視下に腸管を切除し、小切開で標本を取り出す |

### 結腸切除術の合併症と術後管理

| 主な合併症 | 出血、呼吸器合併症(無気肺、肺炎)、縫合不全、イレウス、感染(腹腔内膿瘍、創部感染) |
|---|---|
| 術後のケア・観察 出血 | ●観察:尿量、血圧、意識レベルの低下、頻脈の有無<br>●腹腔内出血:腹部膨満の有無、ドレーンからの血性排液の有無<br>●吻合部出血:下血の有無 |
| 呼吸器合併症 | ●観察:呼吸音減弱の有無、肺雑音の有無、SpO₂低下の有無 |
| 縫合不全 | ●観察:発熱、疼痛、腹壁の緊満・膨隆、ドレーン周囲の感染徴候、ドレーン排液の性状変化(膿性、便汁、悪臭)<br>●炎症反応(白血球増多、CRP値上昇)の有無<br>●原因不明の発熱、白血球増多が続けば、まず、縫合不全や膿瘍を疑う |
| イレウス | ●観察:排ガスの有無、腹部膨満の有無、悪心・嘔吐の有無、腹痛の有無、腸蠕動音の聴取<br>●腹部X線検査で小腸拡張像、ニボー像(鏡面像)の有無 |
| 感染 | ●観察:腹痛・創痛の有無、創部の発赤・腫脹の有無、発熱の有無<br>●炎症反応(白血球増多、CRP値上昇)の有無 |
| ドレーン管理 | ●観察:ドレーンの位置、閉塞の有無、排液の量・性状・色<br>●通常は術後2〜3日で、血性から淡血性、漿液性に変化<br>●膿性、便汁様の悪臭のある排液の場合、縫合不全を疑う |

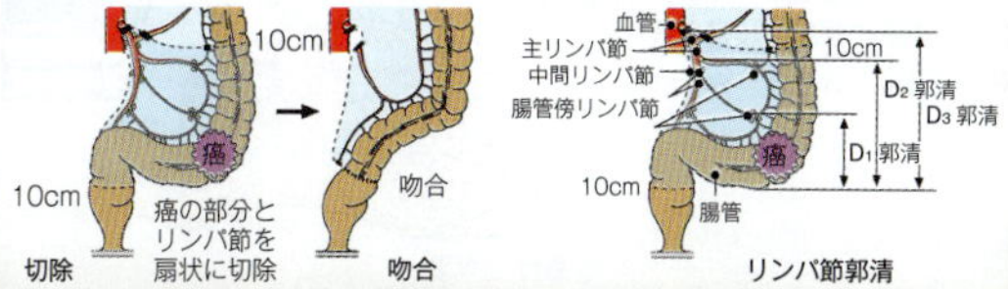

切除:癌の部分とリンパ節を扇状に切除

吻合

リンパ節郭清:血管、主リンパ節、中間リンパ節、腸管傍リンパ節、D₂郭清、D₃郭清、D₁郭清、腸管

**主な疾患** # 下部消化管の疾患
## 大腸癌

### 直腸切除・切断術の合併症と術後管理

| 術式 | | |
|---|---|---|
| | 直腸前方切除術 | 直腸を切除して残存直腸を吻合する。肛門括約筋を温存して直腸を吻合することが可能 |
| | 腹会陰式直腸切断術（マイルス手術） | 腹部操作で直腸を切離し、会陰部からの操作で直腸とともに肛門を切除する。通常、左側腹部にS状結腸で人工肛門が作成される |
| | ハルトマン手術 | 癌とともに直腸を切除するが、残存直腸は吻合せずに閉鎖し、人工肛門を作成する |
| 主な合併症 | ●出血、縫合不全、イレウス、創感染、排尿障害・性腺機能障害 | |
| 術後のケア・観察 | 出血、縫合不全、イレウス、感染 | ●結腸切除術参照 |
| | 排尿障害・性腺機能障害 | ●骨盤内の自律神経温存ができなかった場合に起こる<br>●薬物治療。高度の障害の場合は自己導尿 |
| | ドレーン管理 | ●観察：ドレーンの位置、閉塞の有無、排液の量・性状・色<br>●膿性、便汁様の悪臭のある排液の場合、縫合不全を疑う |

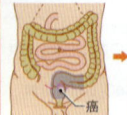

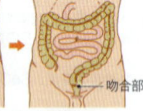

直腸前方切除術 — 吻合部

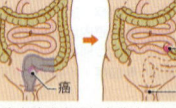

腹会陰式直腸切断術（マイルス手術） — ストーマ、会陰創は吻合閉鎖

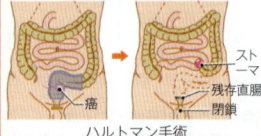

ハルトマン手術 — ストーマ、残存直腸閉鎖

### 腹腔鏡下手術

腹腔鏡下手術は、癌の部位や進行度などの腫瘍側要因および肥満、開腹歴などの患者側要因、術者の経験、技量を考慮して適応が決定される

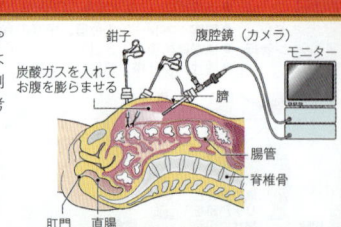

鉗子、腹腔鏡（カメラ）、モニター、炭酸ガスを入れてお腹を膨らませる、臍、腸管、脊椎骨、肛門、直腸

## 主な疾患: 潰瘍性大腸炎

### 潰瘍性大腸炎の病態・検査・治療

| 定義 | 主として粘膜を侵し、しばしばびらんや潰瘍を形成する大腸の原因不明のびまん性非特異的炎症 |
|---|---|
| 症状 | 診断基準参照 |
| 病因 | 遺伝的素因、食物や腸内細菌・化学薬品など環境因子、腸管免疫細胞の機能異常 |
| 合併症 | ●腸管合併症:大量出血および出血に伴うショック、腸管穿孔、中毒性巨大結腸症など<br>●腸管外合併症:ぶどう膜炎、虹彩炎、胆石症、原発性硬化性胆管炎、膵炎、結節性紅斑、壊疽性膿皮症、強直性脊椎炎など |
| 検査 | 診断基準参照 |
| 治療 内科的治療 | 5-ASA製剤(サラゾピリン、ペンタサ)、ステロイド(プレドニンなど)、免疫調節薬(イムラン、アザニン、ロイケリン、サンディミュン、プログラフ)、血液浄化療法 |
| 治療 外科的治療 | 回腸囊肛門吻合術(IAA)、回腸囊肛門管吻合術(IACA)、結腸全摘術、S状結腸粘液瘻造設術 |

### 診断基準

| a) | 臨床症状 | 持続性または反復性の粘血・血便、あるいはその既往 |
|---|---|---|
| b) | ①内視鏡検査 | i)粘膜はびまん性におかされ、血管透見像は消失し、粗ぞうまたは細顆粒状。さらに、もろくて易出血性(接触出血)を伴い、粘血膿性の分泌物が付着しているか、ii)多発性のびらん、潰瘍あるいは偽ポリポーシス |
|  | ②注腸X線検査 | i)粗ぞうまたは細顆粒状の粘膜表面のびまん性変化、ii)多発性のびらん、潰瘍、iii)偽ポリポーシス。その他、ハウストラの消失(鉛管像)や腸管の狭小・短縮 |
| c) | 生検組織学的検査 | 活動期では、総合的に判断して、粘膜全層にびまん性炎症性細胞浸潤、陰窩膿瘍、高度な杯細胞減少。寛解期では、腺の配列異常(蛇行・分岐)、萎縮が残存 |

a)のほか、b)のうちの1項目、およびc)を満たし、次の疾患が除外できる。除外すべき疾患:細菌性赤痢、アメーバ性大腸炎、サルモネラ腸炎、キャンピロバクタ腸炎、大腸結核、クラジミア腸炎などの感染性腸炎が主体で、その他にクローン病、放射線照射性大腸炎、薬剤性大腸炎、リンパ濾胞増殖症、虚血性大腸炎、腸型ベーチェット病など

### 重症度分類

|  | a.下痢 | b.血便 | c.発熱 | d.頻脈 | e.貧血(Hb) | f.赤沈 |
|---|---|---|---|---|---|---|
| 重症基準 | 6回以上 | +++ | ≧37.5℃ | ≧90/分 | ≦10g/dL | ≧30mm/時 |
| 軽症基準 | 4回以下 | +〜− | − | − | − | 正常 |

| 判定 | 重症 | 重症基準a〜bがあり、さらにcまたはdのいずれかがあり、かつ6項目のうち4項目を満たすもの |
|---|---|---|
|  | 中等症 | 重症と軽症の間 |
|  | 軽症 | 軽症基準のa〜fをすべて満たすもの |
|  | 劇症 | 重症の基準を満たし、さらに下記のすべてを満たすもの:①15回/日以上の血性下痢、②38℃以上の高熱の持続、③白血球数増多≧10000/μL、④強い腹痛のあるもの |

## 主な疾患 下部消化管の疾患
## クローン病

### クローン病の病態・検査・治療

| 定義 | 非連続性に分布する全層性肉芽腫性炎症や瘻孔を特徴とする消化管の慢性炎症性疾患 |
|---|---|
| 症状 | 腹痛、下痢、体重減少、血便、発熱など |
| 合併症 | **腸管合併症**：狭窄、瘻孔(内瘻、外瘻)、膿瘍形成、大量出血など<br>**腸管外合併症**：関節炎、皮膚病変(結節性紅斑、スイート病、壊疽性膿皮症)、眼病変(虹彩炎、上強膜炎)、原発性硬化性胆管炎(PSC)など<br>**小児**：成長障害、骨粗鬆症など |
| 検査 | 内視鏡所見、注腸所見、病理組織学的所見(診断基準参照) |
| 治療 | **内科的治療**：5-ASA製剤、ステロイド、免疫調節薬、抗TNF-α抗体薬、経腸栄養法、完全静脈栄養法<br>**外科的治療**：内視鏡的バルーン拡張術 |

### 診断基準

| | | |
|---|---|---|
| 主所見 | A. 縦走潰瘍<br>B. 敷石像<br>C. 非乾酪性類上皮細胞肉芽腫 | **確診例**：①AまたはBを有する<br>②Cと副所見のいずれかを有する |
| 副所見 | a. 縦列する不整形潰瘍またはアフタ<br>b. 上部消化管と下部消化管の両者に認められる不整形潰瘍またはアフタ | **疑診例**：①副所見のいずれかを有する<br>②Cのみ<br>③AまたはBを有するが虚血性大腸炎、潰瘍性大腸炎を否定できない |

### 重症度分類

| | CDAI* | 合併症 | 炎症(CRP値) | 治療反応 |
|---|---|---|---|---|
| 軽症 | 150～220 | なし | わずかな上昇 | |
| 中等症 | 220～450 | 明らかな腸閉塞などなし | 明らかな上昇 | 軽症治療に反応しない |
| 重症 | 450< | 腸閉塞、膿瘍など | 高度上昇 | 治療反応不良 |

● CDAI：Crohn's disease activity index　　CDAIスコア(y1～y8の合計点数)

| | |
|---|---|
| 1) 過去1週間の水様または泥状便の総回数 | y1×2 |
| 2) 過去1週間の腹痛(下記スコアで腹痛の状態を毎日評価し7日間を合計する) 0=なし、1=軽度、2=中等度、3=高度 | y2×5 |
| 3) 過去1週間の主観的な一般状態(下記スコアで一般状態を毎日評価し7日間を合計)<br>0=良好　1=軽度不良　2=中等度不良　3=高度不良　4=劇症 | y3×7 |
| 4) 患者が現在持っている下記項目の数<br>1)関節炎/関節痛　2)虹彩炎/ブドウ膜炎　3)結節性紅斑/壊疽性膿皮症/アフタ性口内炎　4)裂肛、痔瘻または肛門周囲膿瘍　5)その他の瘻孔　6)過去1週間の37.8℃以上の発熱 | y4×20 |
| 5) 下痢に対してロペミンまたはオピアトの服薬　0=なし、1=あり | y5×30 |
| 6) 腹部腫瘤　0=なし、2=疑い、5=確実にあり | y6×10 |
| 7) ヘマトクリット(Ht)　男性(47-Ht)　女性(42-Ht) | y7×6 |
| 8) 体重：標準体重(比体重)　100×{1-(体重/標準体重)} | y8×1 |

## 主な疾患 機能性消化管障害

### 機能性消化管障害の病態・検査・治療

| 概念 | ● 消化管の器質的疾患がない、あるいは全身的疾患・代謝性疾患などがないにもかかわらず、慢性的な腹部症状が3か月以上持続または再発する状態<br>● 上部消化管障害が中心である機能性胃腸症(FD)と下部消化管障害が中心である過敏性腸症候群(IBS)を含む |
|---|---|
| 症状 | ● 分類参照 |
| 分類 | **機能性胃腸症** |

| | 機能性胃腸症 | 食後愁訴症候群 | 食後に起こるもたれ感が主訴 |
|---|---|---|---|
| | | 心窩部痛症候群 | 胸から上腹部の痛みが主訴 |
| | 過敏性腸症候群 | 便秘型 | 硬便・兎糞状便が25%以上で、泥状便・水様便が25%未満のもの |
| | | 下痢型 | 泥状便・水様便が25%以上で、硬便・兎糞状便が25%未満のもの |
| | | 混合型 | 硬便・兎糞状便が25%以上で、泥状便・水様便も25%以上のもの |
| | | 分類不能型 | 便形状異常の基準がいずれも満たさないもの |

| 検査 | ● 胃内圧測定、胃排出能検査、上部消化管内視鏡検査 |
|---|---|
| 治療 | **機能性胃腸症** |
| | ● 消化管運動機能改善薬(ガスモチン、ガナトン) |
| | ● プロトンポンプ阻害薬(オメプラール、タケプロン、パリエット) |
| | ● ヒスタミン受容体拮抗薬(ガスター、プロテカジン) |
| | ● ピロリ菌除菌 |
| | ● 抗うつ薬、抗不安薬が有効な場合がある |
| | **過敏性腸症候群** |
| | ● 生活指導(生活習慣の改善、食事療法) |
| | ● 便性状改善薬(コロネル、ポリフル):下痢型、便秘型の両方に有効 |
| | ● セロトニン受容体拮抗薬(イリボー):男性の下痢型 |
| | ● 抗コリン薬:下痢型 |
| | ● 下剤(塩類下剤、大腸刺激性下剤):便秘型 |
| | ● 抗うつ薬、抗不安薬が有効な場合がある |

### 機能性消化管障害の診断基準(ローマIII)

| 機能性胃腸症 | 過敏性腸症候群 |
|---|---|
| 1. つらいと感じる食後のもたれ感<br>2. 早期膨満感<br>3. 心窩部痛<br>4. 心窩部灼熱感<br>●上記の4つのうち、いずれか1つがあり、上部消化管内視鏡検査などにて症状を説明可能な器質的疾患がない<br>●半年以上前からあり、少なくとも最近3か月に上記診断基準を満たす | ●腹痛または不快感が少なくとも1か月のうち3日以上あり、過去3か月間続いている<br>●以下の3つのうち2つの症状を有する<br>1. 排便とともに症状が緩和する<br>2. 排便の頻度変化と発症が関連している<br>3. 便性状変化と発症が関連している |

# 主な疾患 下部消化管の疾患

## 痔核・痔瘻

### ■ 痔核の病態・検査・治療

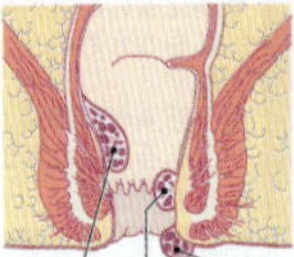

| 病態 | 直腸静脈叢の拡張あるいは粘膜下組織の脆弱化による過伸展・滑脱に伴って肛門周囲の粘膜下組織に生じる、静脈瘤が主体の腫瘤 |
|---|---|
| 誘因 | 長い立ち仕事や、便秘、妊娠、出産、肝臓疾患など |

| 種類 | 内痔核 | 歯状線より内側の痔核 |
|---|---|---|
| | 中間痔核(盲痔核) | 歯状線直上の痔核 |
| | 外痔核 | 歯状線より外側の痔核 |

内痔核 中間痔核 外痔核

| 内痔核の分類 | Ⅰ度 | 出血のみ、脱出はない | Ⅲ度 | 排便時脱出、用手的に還納 |
|---|---|---|---|---|
| | Ⅱ度 | 排便時脱出、自然に還納 | Ⅳ度 | 常時脱出、還納不可 |

| 症状 | 疼痛、出血(貧血を起こすこともある)、脱出 |
|---|---|
| 診断 | 肛門・直腸の視診・指診 |

| 治療 | 内科的治療 | ● 規則的な便通、座浴温罨、坐薬などによる保存療法<br>● ゴム輪結紮療法 | |
|---|---|---|---|
| | | 硬化療法 | Ⅰ度:パオスクレーを痔核粘膜下に注入し、痔核血管周囲の線維化により血流低下を図る |
| | | | Ⅱ〜Ⅳ度:ジオン(ALTA)を①痔核上極の粘膜下層、②痔核中央の粘膜下層、③痔核中央の粘膜固有層、④痔核下極の粘膜下層の4か所に注入し、痔核に流入する血流量を減らし、痔核を硬化させて粘膜に固着・固定させる |
| | | 硬化療法の副作用 | 血圧低下、下腹部痛、嘔気、肛門部の違和感、排便困難、痛み、出血、一過性の発熱など |
| | 外科的治療 | ● 結紮切除術:ミリガンモルガン法(痔核流入血管の結紮と痔核本体と静脈叢の切除)<br>● 外痔核の血栓摘出、痔核切除 | |

### ■ 痔瘻の病態・検査・治療

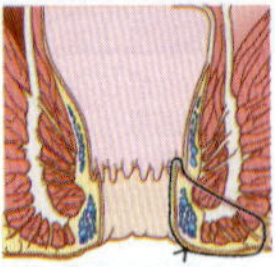

| 病態 | 肛門周囲の炎症(膿瘍)によって直腸下部と肛門周囲の皮膚が瘻孔で交通された状態 |
|---|---|
| 原因 | 肛門腺窩の感染 |
| 症状 | 肛門周囲膿瘍、発熱、膿瘍部分の腫脹、発赤、疼痛 |
| 診断 | 肛門・直腸の視診・指診 |

| 治療 | 内科的治療 | ● 規則的な便通、食生活の改善<br>● 薬物療法:整腸薬<br>● 座薬や軟膏による患部保護<br>● 肛門部の冷却 |
|---|---|---|
| | 外科的治療 | ● 瘻孔切開:瘻孔を切開し開放する<br>● 瘻孔切除:瘻孔をくり抜き切除する<br>● シートン法:瘻孔にゴムや糸を通し、軽く締め付けて結紮して、張力により瘻孔を徐々に縮小・切断し、同時に組織再生を図る |

シートン法

## 主な疾患 肝胆膵の疾患
### 急性肝炎

### 急性肝炎の病態・検査・治療

| | | |
|---|---|---|
| 病態 | | 肝炎ウイルスが原因で起こる急性のびまん性肝疾患 |
| 症状 | | 発熱、全身倦怠感、食欲不振、嘔気・嘔吐、黄疸など |
| 検査 | 血液データ | 肝胆道系酵素(AST、ALT、T-Bil、LDH、ALP、γ-GTP)、血清総ビリルビン、プロトロンビン時間(PT)、直接ビリルビン/総ビリルビン比(D/T)、尿素窒素(BUN)、アンモニア($NH_3$) |
| | 画像所見 | 腹部超音波(肝腫大) |
| 食事療法 | | 標準体重あたり30〜35kcal/日、蛋白1.0〜1.5g/kg程度のバランスのとれた食事 |

### ウイルス肝炎の種類と特徴

| 種類 | A型肝炎 | B型肝炎 | C型肝炎 | D型肝炎 | E型肝炎 |
|---|---|---|---|---|---|
| 原因ウイルス | A型肝炎ウイルス(HAV) | B型肝炎ウイルス(HBV) | C型肝炎ウイルス(HCV) | D型肝炎ウイルス(HDV) | E型肝炎ウイルス(HEV) |
| 核酸 | RNA | DNA | RNA | RNA | RNA |
| 感染様式 | 経口(便) | 経皮(血液)母児感染 | 経皮(血液)母児感染 | 経皮(血液) | 経口 |
| 潜伏期 | 2〜6週 | 1〜6か月 | 1〜3か月 | 1〜6か月 | 3〜9週 |
| 好発年齢 | 60歳以下 | 青年 | 青、壮年 | 青年 | 不定 |
| 流行発生 | あり | なし | なし | なし | あり |
| 感染形態 | 急性 | 急性、慢性 | 急性、慢性 | 急性、慢性 | 急性 |
| 診断 | IgM-HAV抗体 | IgM-HBc抗体 HBc抗体 | HCV-RNA HCV抗体 | HDV-RNA IgM-HDV抗体 HBsAg | IgM-HEV抗体 IgA-HEV抗体 |
| 劇症化 | まれ | あり | まれ | あり | あり |
| 慢性化 | なし | あり(遺伝子型Aの場合) | あり(60〜70%) | あり | なし |
| 肝細胞癌 | なし | あり | あり | あり | なし |
| 治療法 | 対症療法 | 劇症を疑えば抗ウイルス薬 | インターフェロン | 対症療法 | 対症療法 |
| 予防 | HAワクチン ヒト免疫グロブリン | HBVワクチン HBs抗体含有ヒト免疫グロブリン(HBIG) | なし | HBVワクチン | なし |

### 劇症化の予知

| | |
|---|---|
| 劇症化予測式 | T-Bil、D-Bil、ChE、PTの計算式からの予測：与芝の式、武藤の式、難治性の肝疾患調査研究班予知式 |
| 肝細胞増殖因子(HGF) | HGF≧1.0ng/mL |

## 主な疾患　肝胆膵の疾患
### 急性肝炎

#### 急性肝炎の重症度分類

| | |
|---|---|
| 通常型 | プロトロンビン時間(PT)40%以上で意識障害を伴わない |
| 重症肝炎 | PT40%以下 |
| 劇症肝炎 | PT40%以下で肝性脳症Ⅱ度(65頁参照)以上 |

#### HBVキャリアのフォローアップ

| | |
|---|---|
| 定期検査項目 | ●肝機能検査(AST、ALT、γ-GTP)　●末梢血液一般検査<br>●ウイルスマーカー(HBe抗原、HBe抗体、HBV-DNA量)<br>●腫瘍マーカー(AFP、PIVKA-Ⅱなど) |
| 検査頻度 | ●HBe抗原陽性：ALT正常；3～6か月、ALT異常；1～3か月<br>●HBe抗原陰性：ALT正常；6～12か月、ALT異常でHBV-DNA陽性の場合、肝組織検査を考慮 |
| 画像検査 | ●腹部エコー：年2～4回　●造影CT、MRI：年1～2回 |
| 精査必要 | ●ALT異常(50 IU/L以上が2回続く場合)<br>●HBV-DNA量が5logコピー/mL 以上<br>●異常がなくても年に1回 |

#### 針刺しなど血液事故発生時の対応

| | | |
|---|---|---|
| 応急処置 | 針・メス刃などによる刺し傷や切り傷 | ●流水下で受傷部を搾り出すように石けんで十分洗浄<br>●細菌感染防止のため、イソジン液や消毒用エタノールなどで消毒 |
| | 血液・体液による眼などの汚染 | ●ただちに多量の水による洗浄<br>●ポリビニールアルコールヨウ素剤(イソジン点眼10%希釈)による消毒 |
| | 血液・体液による口腔粘膜などの汚染 | ●ただちに多量の水ですすぐ<br>●イソジンガーグルで消毒 |
| | 無傷の場合 | ●手指などが血液・体液などに触れた場合は、流水で十分に洗い、消毒用エタノールで消毒 |
| 患者血がHBs抗原陽性の場合の直後の対応 | | ●診療担当医の診察を受け、48時間以内(24時間以内が望ましい)に抗HBsヒト免疫グロブリン(HBIG)接種およびHBワクチンの接種の必要性の有無について判断を仰ぐ<br>●事故後の感染予防と経過観察は、各施設の医療事故マニュアルに準拠する |
| HCV感染事故の場合の直後の対応 | | ●診療担当医の診察を受け、感染血および受傷者双方のHCV抗体、HCV-RNA(必ず感度が一番よい定性検査であること)および肝機能検査を行う<br>●事故直後のグロブリンやIFNは感染防止に有効ではないが、感染発症時にはIFN治療が有効<br>●針刺し後の感染の確認は、定期的に1年後まで実施(肝機能検査、HCV抗体検査、HCV-RNA検査)<br>●事故後の感染予防と経過観察は、各施設の医療事故マニュアルに準拠する |

日本腎臓学会「慢性肝炎診療のためのガイドライン」

## 主な疾患 慢性肝炎

### 慢性肝炎の病態・検査・治療

| 定義 | ●肝機能異常が6か月以上持続するもの | |
|---|---|---|
| 分類 | ウイルス肝炎 | C型肝炎、B型肝炎 |
| | 自己免疫性肝疾患 | 自己免疫性肝炎(AIH)、原発性胆汁性肝硬変(PBC)、原発性硬化性胆管炎(PSC) |
| | アルコール性肝障害 | |
| | 非アルコール性脂肪性肝炎(NASH) | |
| 検査 | 血液データ | ●肝細胞の障害の程度:AST、ALT<br>●胆管病変、胆汁うっ滞の診断:ALP、γGTP<br>●重症度、胆汁うっ滞の診断:ビリルビン<br>●ウイルス肝炎の診断:HBs抗原、HCV抗体<br>●自己免疫性肝疾患の診断:抗核抗体、抗ミトコンドリア抗体、免疫グロブリン |
| | 画像所見 | ●腹部超音波、腹部CT |
| | 肝生検 | |
| 治療 | ●生活指導、薬物療法(インターフェロン、抗ウイルス薬)<br>●自己免疫性肝疾患では、ステロイド、免疫抑制薬、利胆薬(ウルソデオキシコール酸) | |

### 肝組織の新犬山分類(針生検による病理診断)

| 線維化の程度 | 壊死・炎症所見の程度 |
|---|---|
| A0:壊死・炎症所見なし<br>A1:軽度の壊死・炎症所見<br>A2:中等度の壊死・炎症所見<br>A3:高度の壊死・炎症所見 | F0:線維化なし<br>F1:門脈域の線維性拡大<br>F2:線維性架橋形成<br>F3:小葉のひずみを伴う線維性架橋形成<br>F4:肝硬変 |

→慢性肝炎の進展の予測は肝生検の線維化ステージ診断が理想だが、侵襲を減らすために定期的な血液生化学検査と画像検査により、ステージの進展を予測する必要があるとされる

### 慢性肝炎フォローアップに最低限必要な検査

| 病態 | 検査項目 | 頻度 |
|---|---|---|
| 慢性肝炎 | T-Bil、PT、AST、ALT、γ-GTP、アルブミン、総コレステロール、血小板数 | 1回/1~3か月 |
| | 超音波検査 | 1~2回/年 |
| IFN治療時 | 末梢血検査、AST、ALT、T-Bil、γ-GTP、尿検査 | 1回/1~2週 |
| | 血糖、心電図、胸部X線写真、眼底検査 | 施行前とその後、1~2か月ごと |
| | うつ症状など精神状態のチェック | |
| | ウイルスの排除:PCR法によるHCV-RNAの測定 | 初めの1か月間に2回 |
| | 超音波検査 | 1~2回/年、ウイルス陰性化後も5年間は継続 |

## 主な疾患 肝胆膵の疾患
### 肝硬変

### 肝硬変の病態・検査・治療

| 病態 | ● 肝障害の終末像であり、組織学的に進展した線維化により肝小葉が改築された状態 |
|---|---|
| 分類 | ● 代償性肝硬変(症状のない初期の肝硬変):黄疸、腹水、肝性脳症、消化管出血など肝不全症状を認めない病態。自覚症状はほとんどない |
| | ● 非代償性肝硬変(症状のある進行した肝硬変):上記症状が1つでも認める病態。倦怠感、疲労感、黄疸に伴う皮膚瘙痒感や腹水による腹部膨満、食欲不振などが出現する |
| | ● 重症度分類:Child-Pugh分類 |
| 肝硬変の死因 | ● 肝細胞癌、肝不全、食道静脈瘤 |

| 検査 | 血液データ | ● 脾機能亢進症の程度:血小板<br>● 蛋白合成能:アルブミン、BTR<br>● 肝線維化マーカー:ヒアルロン酸、Ⅳ型コラーゲン<br>● 肝予備力の評価:ICG試験<br>● 肝細胞癌のリスク評価:AFP、PIVKA-Ⅱ |
|---|---|---|
| | 画像所見 | ● 腹部超音波、腹部CT |
| 治療 | 内科的治療 | ● 薬物療法(インターフェロン、抗ウイルス薬、分枝鎖アミノ酸製剤)、食事療法、運動療法 |
| | 外科的治療 | ● 肝移植 |

### 合併症に対する治療

| 合併症 | 対策と治療 |
|---|---|
| 耐糖能異常 | インスリン治療 |
| 浮腫・腹水 | 塩分制限、安静、利尿薬、特殊アミノ酸製剤 |
| 食道胃静脈瘤 | 内視鏡的硬化療法(EIS)、内視鏡的静脈瘤結紮術(EVL)、側副血行路塞栓療法(BRTO) |
| 肝細胞癌 | 肝切除、肝動脈塞栓術(TACE)、ラジオ波焼灼術(RFA)、抗癌薬 |
| 脳症 | 便秘・脱水の改善、ラクツロース内服、分枝鎖アミノ酸製剤の点滴・内服 |

### 肝硬変患者の栄養基準

| 1. エネルギー必要量 | ● 耐糖能障害あり | 20~30kcal/kg/日 |
|---|---|---|
| | ● 耐糖能障害のない代償性肝硬変 | 25~35kcal/kg/日 |
| | ● 耐糖能障害のない非代償性肝硬変 | 脳症なし:35~40kcal/kg/日 |
| | | 脳症あり:25~35kcal/kg/日 |
| 2. 蛋白質必要量 | ● 蛋白不耐症なし:1.0~1.5g/kg/日 | |
| | ● 蛋白不耐症あり:0.5~0.7g/kg/日+肝不全用経腸栄養剤 | |
| 3. 脂質必要量 | ● エネルギー比20~25% | |
| 4. 食塩 | ● 腹水・浮腫(既往歴も含む)がある場合:5~7g/日 | |
| 5. 分割食あるいは夜食 | ● 分割食:4~6回/日 | |
| | ● 夜食(LES):約200kcal相当 | |

## 主な疾患

### 昏睡度分類（犬山シンポジウム1981）

| 昏睡度 | 精神症状 | 参考事項 |
|---|---|---|
| I | 睡眠-覚醒リズムの逆転<br>多幸気分、ときに抑うつ状態<br>だらしなく、気にとめない態度 | 回顧的(retrospective)にしか判断できない場合が多い |
| II | 指南力(時・場所)障害、物を取り違える、異常行動(例：お金をばらまく、化粧品をゴミ箱に捨てるなど)<br>時に傾眠状態(ふつうの呼びかけで開眼し、会話ができる)<br>無礼な言葉があったりするが医師の指示に従う態度を見せる | 興奮状態がない<br>尿・便失禁がない<br>羽ばたき振戦あり |
| III | しばしば興奮状態またはせん妄状態を伴い、反抗的態度を見せる<br>嗜眠状態(ほとんど眠っている)<br>外的刺激で開眼しうるが、医師の指示に従わない、または従えない(簡単な命令には応じうる) | 羽ばたき振戦あり<br>指南力は高度に障害 |
| IV | 昏睡(完全な意識の消失)<br>痛み刺激に反応する | 刺激に対して払いのける動作、顔をしかめるなどが見られる |
| V | 深昏睡　痛み刺激に全く反応しない | |

厚生労働省　難治性の肝炎調査研究班　劇症肝炎分科会

### Child-Pugh分類

| | ポイント | 1点 | 2点 | 3点 |
|---|---|---|---|---|
| 項目 | 脳症 | ない | 軽度 | ときどき昏睡 |
| | 腹水 | ない | 少量 | 中等量 |
| | 血清ビリルビン値(mg/dL) | 2.0未満 | 2.0〜3.0 | 3.0超 |
| | 血清アルブミン値(g/dL) | 3.5超 | 2.8〜3.5 | 2.8未満 |
| | プロトロンビン活性値(%) | 70超 | 40〜70 | 40未満 |

➡ 各項目のポイントを加算しその合計点で分類する。
● 評価　A：5〜6点　B：7〜9点　C：10〜15点

### 肝硬変フォローアップに最低限必要な検査

| 検査項目 | 頻度 |
|---|---|
| T-Bil、PT、AST、ALT、γGT、アルブミン、総コレステロール、血小板数 | 1回/1〜2か月 |
| 腫瘍マーカー(AFPとPIVKAIIを交互に) | 1回/月 |
| 超音波検査 | 1回/3〜4か月毎 |
| CT検査 | 1〜2回/年 |
| 上部消化管内視鏡 | 少なくとも1回/年 |
| アンモニア値、BTR⇒・肝性脳症の既往のある症例や分枝鎖アミノ酸投与中の患者対象 | |

# 主な疾患 肝胆膵の疾患
## 肝細胞癌

### 肝細胞癌の病態・検査・治療

| 病態 | ●上皮性悪性腫瘍 |
|---|---|
| 危険因子 | ●肝硬変、C型慢性肝炎、B型慢性肝炎、男性、高齢、アルコール摂取 |
| 症状 | ●肝細胞癌に特異的な症状はない<br>●原疾患により腹水貯留や黄疸、門脈圧亢進症状など多彩 |
| 検査 | 血液データ：●血清アルブミン、総ビリルビン、プロトロンビン時間、ICG試験、血小板<br>●腫瘍マーカー：AFP、PIVKA-Ⅱ<br>画像所見：腹部超音波、CT、MRI、血管造影 |
| 治療 | 内科的治療：●抗癌薬（96頁参照）<br>外科的治療：●肝切除術、肝動脈塞栓術（TAE）、ラジオ波焼灼療法（RFA）、肝動脈内注入化学療法、肝移植<br>●腹水、黄疸、血清アルブミン値、ICG検査、プロトロンビン値による肝障害度や腫瘍の個数、大きさにより治療のアルゴリズムが示されている（67頁参照） |

### ステージ分類

| | T因子 | N因子 | M因子 |
|---|---|---|---|
| Stage Ⅰ | T1 | N0 | M0 |
| Stage Ⅱ | T2 | N0 | M0 |
| Stage Ⅲ | T3 | N0 | M0 |
| Stage ⅣA | T4<br>T1、T2、T3、T4 | N0<br>N1 | M0<br>M0 |
| Stage ⅣB | T1、T2、T3、T4 | N0、N1 | M1 |

### TNM分類

| T因子 | T1 | ①②③すべて合致 | ①腫瘍個数：単数 |
|---|---|---|---|
| | T2 | 2項合致 | ②腫瘍径：2cm以下 |
| | T3 | 1項合致 | ③脈管侵襲：なし（Vp0、Vv0、B0） |
| | T4 | すべて合致せず | |
| N因子 | N0 | リンパ節転移なし | M因子 M0 遠隔転移なし |
| | N1 | リンパ節転移あり | M1 遠隔転移あり |

日本肝癌研究会．原発性肝癌取扱い規約第5版

### 肝障害度（liver damage）

| | A | B | C |
|---|---|---|---|
| 腹水 | ない | 治療効果あり | 治療効果少ない |
| 血清ビリルビン値（mg/dL） | 2.0未満 | 2.0〜3.0 | 3.0超 |
| 血清アルブミン値（g/dL） | 3.5超 | 3.0〜3.5 | 3.0未満 |
| プロトロンビン活性値（%） | 80超 | 50〜80 | 50未満 |
| ICGR15（%） | 15未満 | 15〜40 | 40超 |

ICGR15：ICG（インドシアニン・グリーン）負荷試験値。肝機能を測定するための経験の値。2項目以上があてはまる障害度に分類。2項目以上の項目が複数あった場合には、より高い肝障害度に分類
日本肝癌研究会．原発性肝癌取扱い規約第5版

# 主な疾患

## 肝細胞癌の状態・肝障害度と治療

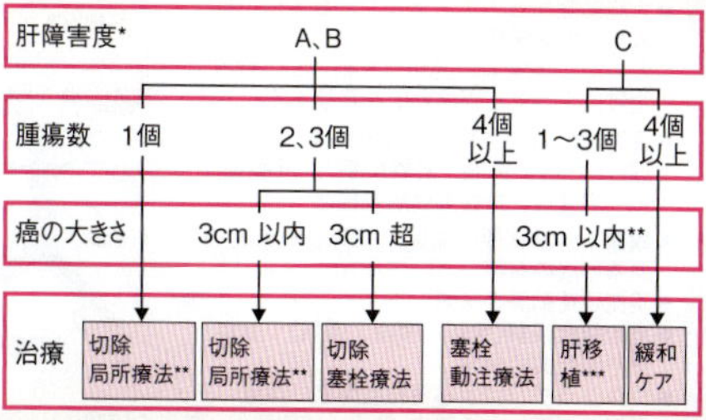

| 肝障害度* | A、B | | | C | |
|---|---|---|---|---|---|
| 腫瘍数 | 1個 | 2、3個 | 4個以上 | 1〜3個 | 4個以上 |
| 癌の大きさ | 3cm以内 | 3cm超 | | 3cm以内** | |
| 治療 | 切除<br>局所療法** | 切除<br>局所療法 | 切除<br>塞栓療法 | 塞栓<br>動注療法 | 肝移植*** | 緩和ケア |

*肝障害度B、癌の大きさが2cm以内でも選択
**腫瘍が1個では癌の大きさが5cm以内
***患者年齢は65歳以下

## 肝切除術の合併症と術後管理

| 術式 | ●切除範囲によって、一亜区域に至らない部分切除、一亜区域切除、一区域切除(前、後、内側、または外側区域切除)、二区域切除(右または左葉切除、または中央二区域切除)、三区域切除(右または左区域切除)に分類 |
|---|---|
| 主な合併症 | 術後出血、胆汁漏、術後肝不全、腹腔内膿瘍など |
| 術後のケア・観察 | **術後出血**<br>●観察:ドレーン排液の性状と量、尿量、血圧、脈拍、創部の状態、腹部膨満感の有無など<br>●血性排液が100mL/時以上のときは再手術の可能性があるので、早期対応が必要<br><br>**胆汁漏**<br>●観察:ドレーン屈曲の有無、ドレーンからの排液の性状・量、発熱、腹痛の有無<br>●排液のビリルビン値の測定<br>●ドレーン排液が茶褐色の場合、胆汁漏を疑い、医師に報告<br>●ドレナージ不良の場合、内視鏡的経鼻胆道ドレナージや内視鏡的逆行性胆道ドレナージを行うことがある<br><br>**術後肝不全**<br>●出血、感染徴候、黄疸、精神症状出現の有無など<br>●**肝性脳症**:術後せん妄との識別が重要。転倒や点滴、ドレーン類の管理に注意する<br>●**出血傾向**:消化管出血が起こりやすく、便の性状に注意する<br>●**胸腹水**:圧迫による呼吸障害で、無気肺や肺炎を併発することがあり、体位ドレナージなどの呼吸補助も必要<br><br>**腹腔内膿瘍**<br>●観察:ドレーン排液の性状・量、発熱、疼痛、倦怠感、血圧低下や頻脈など敗血症の徴候の有無<br>●発熱がある場合は、容易に解熱薬を使用せず、熱型などを医師に報告<br>●膿瘍のドレナージは、入っているドレーンの瘻孔の利用あるいは経皮的に穿刺ドレナージによる |

| **主な疾患** | **肝胆膵の疾患** |
|---|---|
| | **肝細胞癌** |

## 肝動脈塞栓術

| 方法 | ●大腿動脈からカテーテルを肝動脈内に挿入し、癌を栄養している肝動脈にリピオドールと抗癌薬の混和液を動注し、塞栓物質によって担癌動脈を塞栓する |
|---|---|
| 合併症 | 腹腔内出血、穿刺部の血腫形成、肝不全（腹水貯留、黄疸、肝性脳症）、肝膿瘍、急性胆嚢炎、急性肺動脈塞栓症 |
| 術後のケア・観察 | ●観察：全身状態、尿量、穿刺部の出血・血腫形成の有無<br>●両側足背動脈の触知<br>●塞栓後症候群（発熱、腹痛、嘔気）：鎮痛薬や制吐薬の投与<br>●シスプラチンによる腎機能障害：尿量のチェック<br>●肝機能低下による腹水・黄疸：腹囲拡大、黄染の確認 |

## ラジオ波焼灼術

| 方法 | ●超音波あるいはCT下に、経皮的にラジオ波を出す電極で腫瘍を刺し、ジュール熱によって腫瘍を焼いて切除する |
|---|---|
| 合併症 | 腹腔内出血、消化管穿孔、肝膿瘍、肝梗塞、血胸、気胸、胆汁性腹膜炎、胆道出血、腹膜播種、熱傷 |
| 術後のケア・観察 | ●観察：全身状態、穿刺部の出血、腹痛、頻脈、血圧低下の有無<br>●腹痛の持続は、腹腔内出血、腸管焼灼による穿孔、胆汁漏れによる腹膜炎になる可能性がある<br>●腹腔内出血が予測される場合、腹部超音波、血液検査、CTの準備<br>●肝機能低下による腹水・黄疸：腹囲拡大、黄染の確認 |

## 肝動脈内注入化学療法

| 方法 | ●皮下にリザーバを設置し、リザーバから肝動脈に抗癌薬を注入する |
|---|---|
| 合併症 | ●リザーバ留置：出血、感染、リザーバ部の皮膚潰瘍など<br>●動注化学療法：全身倦怠感、嘔気・嘔吐、食欲不振、好中球減少、肝障害、腎障害などの化学療法の副作用、胃・十二指腸潰瘍 |
| ポートの管理 | カテーテル挿入時の注意：位置異常、血管損傷、空気塞栓、アクセス部位の血栓症 |
| | カテーテル抜去時の注意：カテーテル破損、出血、空気塞栓 |
| | カテーテル留置時の注意：88頁リザーバ管理参照 |
| | 化学療法に伴うケア：95頁抗癌薬治療参照 |

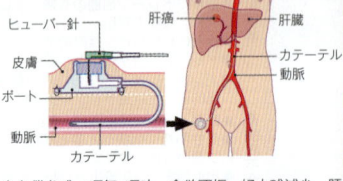

# 主な疾患 胆石症／急性胆嚢炎

## 胆石症の病態・検査・治療

| 病態 | ● 胆汁中の成分（コレステロール、ビリルビンなど）により胆道内（胆嚢、総胆管、肝内胆管）に形成された結石 |
|---|---|
| 分類 | ● 胆嚢結石、総胆管結石、肝内結石 |
| 症状 | ● **胆嚢結石**：胆道ına発作（食後や夜間に突発する、絞られるような強い心窩部から右季肋部にかけての腹痛、ときに右肩への放散痛）、食後のむかつき、悪心・嘔吐など<br>● **総胆管結石**：心窩部痛、悪寒・戦慄を伴う発熱、黄疸（シャルコーの三徴）、意識障害とショックが加わったレイノルズの五徴は重篤な閉塞性化膿性胆管炎（71頁参照）の徴候 |

| 検査 | 血液データ | ● CBC、血液ガス、CRP、肝機能検査（AST、ALT、LDH、ALP、G-GTP）、AMY、BUN、Cr、電解質、栄養状態（TP、Alb） |
|---|---|---|
| | 画像所見 | ● 腹部超音波検査、腹部X線写真、経口胆嚢撮影（OCG）、点滴静注胆嚢造影（DIC）、磁気共鳴膵胆管造影（MRCP）、内視鏡的逆行性胆管膵造影（ERCP）（75頁参照）、経皮経肝的胆道造影（PTC） |
| 治療 | 内科的治療 | ● 対症療法、生活指導、薬物療法（経口的胆石溶解療法） |
| | 外科的治療 | ● 胆嚢摘出術（開腹胆嚢摘出術、腹腔鏡下胆嚢摘出術）、体外衝撃波結石破砕術（ESWL） |

## 急性胆嚢炎の病態・検査・治療

| 病態 | ● 胆汁うっ滞（多くは胆嚢結石による胆嚢管の閉塞）に細菌感染が加わり、胆嚢に発生した急性の炎症性疾患 | |
|---|---|---|
| 分類 | 重症 | ①黄疸、②重篤な局所合併症：胆汁性腹膜炎、胆嚢周囲膿瘍、肝膿瘍、胆嚢捻転症、気腫性胆嚢炎、壊疽性胆嚢炎、化膿性胆嚢炎、のいずれかを伴う場合 |
| | 中等症 | ①高度の炎症反応（白血球＞14000/mm$^2$またはCRP＞10mg/dL）、②胆嚢周囲液体貯留、③**胆嚢壁の高度炎症性変化**：胆嚢壁不整像、高度の胆嚢壁肥厚、のいずれかを伴う場合 |
| | 軽症 | 「中等症」「重症」の基準を満たさないもの |
| 症状 | ● 右季肋部痛（心窩部痛）、圧痛、筋性防御、マーフィー徴候（右季肋部を圧迫しながら深呼吸をした際に、吸気時に呼吸が止まる）、発熱、白血球数またはCRPの上昇 | |
| 検査 | 血液データ | ● 胆石症と同じ |
| | 画像所見 | ● 腹部超音波検査、CT、MRI |
| 治療 | 内科的治療 | ● 安静、絶食、鎮痙鎮痛薬治療、局所冷罨法、抗生物質など |
| | 外科的治療 | ● 胆嚢摘出術（開腹胆嚢摘出術、腹腔鏡下胆嚢摘出術） |

## 主な疾患 肝胆膵の疾患
### 胆道癌／急性閉塞性化膿性胆管炎

### 胆道癌の病態・検査・治療

| 病態 | | ● 胆道に発生する腺癌<br>● 肝内に発生する肝内胆管癌、肝外胆管に発生する胆管癌(肝門部胆管癌、上部胆管癌、中部胆管癌、下部胆管癌)、胆嚢癌、乳頭部癌に分類される |
|---|---|---|
| 症状 | | 胆汁うっ滞による閉塞性黄疸・胆管炎 |
| 検査 | 血液データ | ● 腫瘍マーカー(CEA、CA19-19)の上昇、胆道系酵素・肝機能の異常 |
| | 画像所見 | ● 腹部超音波、CT、MRI、磁気共鳴膵胆管造影(MRCP)、内視鏡的逆行性膵胆管造影(ERCP)(75頁参照)、内視鏡的経鼻胆道ドレナージ(ENBD)造影など |
| 治療 | 内科的治療 | ● 化学療法 |
| | 外科的治療 | ● 胆道ドレナージ、肝胆管切除術、幽門輪温存膵頭十二指腸切除術(PpPD) |

### 胆道癌の進行度分類

| 局所進行度 | 遠隔転移 | H0、P0、M(−) | | | | H1以上またはM(+) |
|---|---|---|---|---|---|---|
| | リンパ節転移 | N0 | N1 | N2 | N3 | |
| T1 | | Ⅰ | Ⅱ | Ⅲ | Ⅳa | Ⅳb |
| T2 | | Ⅱ | Ⅱ | Ⅲ | Ⅳa | |
| T3 | | Ⅲ | Ⅲ | Ⅳa | Ⅳb | |
| T4 | | Ⅳa | | | | |

● 局所進行度

| T1 | S0   Hinf0   Panc0   PV0   A0 |
|---|---|
| T2 | S1   Hinf1   Panc1   PV0   A0 |
| T3 | S2   Hinf0   Panc1   PV0   A0 |
| T4 | any  Hinf2, 3  Panc2, 3  PV1, 2, 3  A1, 2, 3 |

S: 肉眼的な漿膜浸潤の程度を表す
Hinf: 肉眼的な肝内直接浸潤の程度を表す
Panc: 肉眼的な膵臓浸潤の程度を表す
PV: 門脈系静脈壁への浸潤の程度を表す
A: 動脈系への浸潤の程度を表す

● リンパ節転移の程度

| N0 | リンパ節転移なし |
|---|---|
| N1 | 1群リンパ節のみに転移 |
| N2 | 2群リンパ節まで転移 |
| N3 | 3群リンパ節まで転移 |

● 遠隔転移

| M(−) | 遠隔転移なし |
|---|---|
| M(+) | 遠隔転移あり |

## 主な疾患

### 胆道癌治療のアルゴリズム

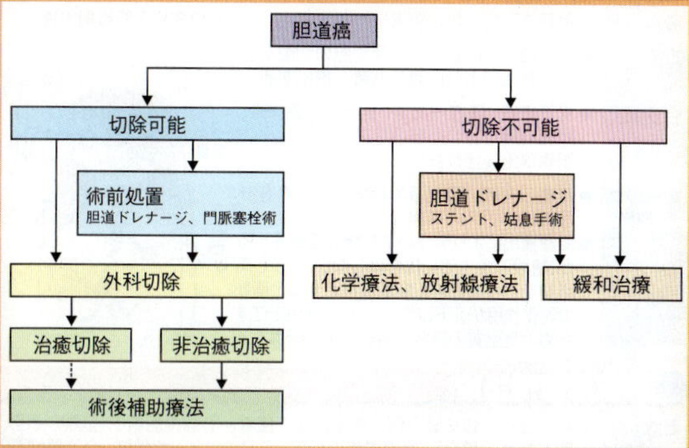

```
                    胆道癌
                   /      \
            切除可能        切除不可能
               |               |
         術前処置          胆道ドレナージ
    胆道ドレナージ、門脈塞栓術    ステント、姑息手術
               |               |
           外科切除      化学療法、放射線療法   緩和治療
           /     \
      治癒切除  非治癒切除
           \     /
         術後補助療法
```

### 急性閉塞性化膿性胆管炎の病態・検査・治療

| 病態 | ● 胆道の閉塞や胆汁のうっ滞に、細菌感染が加わった胆道感染症のうち、細菌の毒素が全身に広がり、エンドトキシンショック、DIC、多臓器不全症候群などを併発した状態 |
|---|---|
| 症状 | ● シャルコーの三徴：心窩部痛、悪寒・戦慄を伴う発熱、黄疸<br>● シャルコーの三徴に、意識障害とショックが加わったレイノルズの五徴 |
| 分類 | **重症急性胆管炎** ①ショック、②菌血症、③意識障害、④急性腎不全、のいずれかを伴う場合<br>**中等症急性胆管炎** ①黄疸（ビリルビン>2.0mg/dL）、②低アルブミン血症（アルブミン<3.0g/dL）、③腎機能障害（クレアチニン>1.5mg/dL、尿素窒素>20mg/dL）、④血小板減少（<12万mm³）、⑤39℃以上の高熱、のいずれかを伴う場合<br>**軽症急性胆管炎**「重症」「中等症」の基準を満たさないもの |
| 検査 | **血液データ** ● 分類参照<br>**画像所見** ● 腹部単純X線、腹部超音波、腹部CT |
| 治療 | **内科的治療** ● 絶食、輸液、抗生物質投与<br>● 呼吸循環のモニタリング下の全身管理<br>● 重症例では、DICに準じた治療、呼吸循環管理（気管挿管、人工呼吸管理、昇圧薬の使用）<br>**外科的治療** ● 経鼻胆道ドレナージ術（ENBD）、胆管ステント留置術（EBS）、内視鏡的乳頭切開術（EST）、乳頭バルーン拡張術（EPBD）、経皮経肝胆道ドレナージ（PTCD） |

| 主な疾患 | **肝胆膵の疾患**<br>**胆嚢・胆道の手術** |

## 腹腔鏡下胆嚢摘出術

| 適応 | ● 胆嚢結石症、急性胆嚢炎 |
|---|---|
| 方法 | ● 腹腔鏡下に胆嚢管、胆嚢動脈の切離を行い、肝床部より胆嚢を剥離、摘出する |
| 合併症 | ● 皮下気腫、腹腔内出血、胆汁漏、創感染、腸管麻痺<br>● 胆嚢摘出後症候群 |
| 術後のケア・観察 | ● 疼痛の有無、滲出液の状態、腹痛の有無、腹鳴、排ガスの有無<br>● 胆嚢摘出により胆汁の濃縮機能は喪失するが、普段の食生活には影響しない。しかし高脂肪を一度に、また多量に摂取すると脂肪の乳化作用が低下しているので下痢を起こすため、高脂質の過食を避けるよう指導する |

●腹腔鏡下胆嚢摘出術（肝臓、ハサミ、胆嚢、鉗子、鉗子、腹腔鏡）

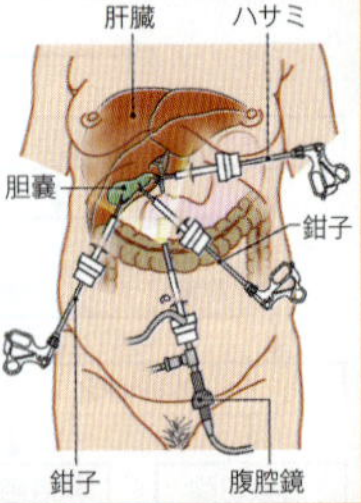

## 開腹胆嚢摘出術

| 適応 | ● 癌の合併を強く疑う例、高度炎症・癒着、心肺機能低下（気腹が悪影響を与える場合）、凝固機能の低下、ミリッツィー症候群、合流部結石 |
|---|---|
| 方法 | ● 切開：上腹部正中切開、右助弓下切開、右傍正中切開など<br>● 肝床部より胆嚢を剥離、摘出、胆床部にドレーンを留置する |
| 合併症 | ● 出血、胆汁漏、創感染 |
| 胆嚢摘出後症候群 | ● 胆嚢摘出後に、上腹部痛や不快感、発熱、黄疸、嘔気などの胆石発作のような症状が出現する状態<br>● 原因には、胆石の遺残あるいは再発、胆管炎、十二指腸乳頭部狭窄、術後の胆管狭窄などがある<br>● 原疾患に対する治療が行われる |
| 術後のケア・観察 | ● 観察：疼痛の有無、嘔気・嘔吐の有無、腹痛の有無、出血の有無、ドレーンの流出状況と性状 |

## 総胆管結石摘出術

| 方法・適応 | 胆管切開・Tチューブ留置術 | ● 開腹して胆嚢の摘出と総胆管切石術を行う<br>● 結石除去後、一時縫合をせずにTチューブを留置する |
|---|---|---|
| | 内視鏡的乳頭括約筋切開術（EST） | ● 胆嚢は腹腔鏡で摘出し、総胆管結石は内視鏡を用いて十二指腸の中から取り除く<br>● 小胆石（径1mm以下）が適応 |
| | 腹腔鏡下総胆管切石術 | ● 腹腔鏡手術で胆嚢の摘出と総胆管結石の摘除を同時に行う |
| Tチューブの目的 | ● 狭窄予防：総胆管切開部をそのまま縫合すると狭窄を起こす<br>● 総胆管内の減圧、縫合不全の予防：浮腫による胆汁の流出不良は肝障害や膵炎、縫合不全を起こすので減圧を図る<br>● 胆泥や感染胆汁の排泄<br>● 胆石が残っていた場合（遺残結石）の排石経路 |||
| 合併症 | ● 胆汁漏、出血、創感染 |||
| 術後のケア・観察 | ● 上記胆嚢摘出術に準ずる |||

## 主な疾患

### 胆道ドレナージ

| 目的 | ●胆道癌・膵癌などの悪性腫瘍、総胆管結石や急性胆嚢炎などが原因で引き起こされる閉塞性黄疸に対して、胆道、胆管や胆嚢に留置したチューブにより胆汁を体外に排出する |
|---|---|
| 方法 | **経鼻胆道ドレナージ(ENBD)** ●経鼻的に胆道まで内視鏡を挿入し、十二指腸・胃・食道を経由して鼻から胆汁を排液する |
| | **経皮経肝胆道ドレナージ(PTBD)** ●経皮的に肝臓を穿刺して胆道にアプローチし、胆道内に留置したチューブにより胆汁を体外に排出する |
| | **経皮経肝胆嚢ドレナージ(PTGBD)** ●経皮的に肝臓を穿刺して胆嚢にアプローチし、胆嚢に留置したチューブにより胆汁を体外に排出する |

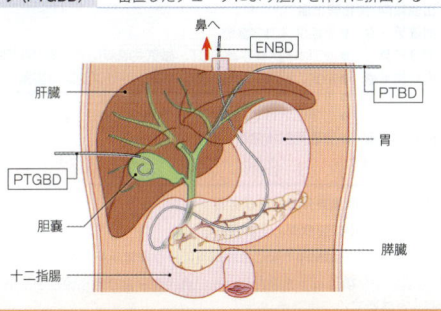

(図：鼻へ ENBD／肝臓／PTBD／PTGBD／胆嚢／十二指腸／胃／膵臓)

### 経鼻胆道ドレナージ(ENBD)

| 合併症 | ●急性膵炎、出血、穿孔(75頁ERCP参照)、発熱、血圧低下 |
|---|---|
| 術後のケア・観察 | ●**観察**：ENBDチューブからの排液(色、量、性状)／流出状況(閉塞、ねじれの有無)、チューブの挿入部・固定状況、感染徴候の有無、水分出納量 |
| | ●**緑色排液**：感染胆汁、胆管炎、逆行性感染を疑い、発熱・腹痛に注意する |
| | ●**血性排液**：胆道系腫瘍からの出血・損傷を疑い、バイタルサインの変動、腹痛・嘔気の有無、排液量の急激な変化に注意する |
| | ●**漿液性、薄い胆汁色の排液**：チューブの逸脱などによるため、排液の量・性状の変化に注意する |

### 経皮経肝胆管ドレナージ(PTBD)、経皮経肝胆嚢ドレナージ(PTGBD)

| 合併症 | ●出血、胆汁漏、創感染、気胸、血胸 |
|---|---|
| 術後のケア・観察 | ●**観察**：腹痛・胸痛、嘔気・嘔吐、出血の有無、排出胆汁の量・性状、呼吸状態の変化 |
| | ●腹痛や胆汁排出量の減少がある場合、チューブの閉塞・逸脱を考慮する |
| | ●胸痛は胸腔内への胆汁漏か気胸を疑う |
| | ●血性の排液やバイタルサインの変動、貧血の進行が見られたら、胆道出血の可能性があるので、注意する |

## 主な疾患 肝胆膵の疾患

### 膵炎

#### 急性膵炎の病態・検査・治療

| 病態 | ●膵酵素が病的に活性化されることによる膵の自己消化 |
|---|---|
| 原因 | ●アルコール、胆石、特発性 |
| 症状 | ●急性症の上腹部痛と圧痛、悪心・嘔吐、腹部膨満感、発熱・黄疸（胆石性膵炎の場合） |
| 合併症による症状 | ショック：血圧低下、冷汗、頻脈、意識混濁、乏尿など |
|  | 腎機能障害：乏尿、無尿 |
|  | 呼吸不全：呼吸困難、チアノーゼ |
|  | 意識障害：不穏興奮、意識混濁、失見当識、幻覚 |
|  | 出血傾向・消化管出血 |
| 検査 | 血液データ：●重症度スコア参照 |
|  | 画像所見：●腹部単純X線写真、CT、磁気共鳴膵胆管造影（MRCP） |
| 治療 | 内科的治療：●絶食、輸液、除痛、抗生物質、トリプシン阻害薬<br>●重症例では、輸液管理、呼吸・循環管理、臓器障害治療<br>●必要に応じて、動注療法、血液浄化療法、選択的消化管除菌 |
|  | 外科的治療：●膵壊死部摘除術、胆道ドレナージ |

#### 厚生労働省急性膵炎診断基準 (2008)

1. 上腹部に急性腹痛発作と圧痛がある
2. 血中または尿中に膵酵素の上昇がある
3. 超音波、CTまたはMRIで膵に急性膵炎に伴う異常所見がある

※ 上記3項目中2項目以上を満たし、他の膵疾患および急性腹症を除外したものを急性膵炎と診断する

#### 急性膵炎の重症度スコア

●予後因子（各1点）

1. BE≦−3mEq/L、またはショック（収縮期血圧≦80mmHg）
2. $PaO_2$≦60Torr、または呼吸不全（人工呼吸管理が必要）
3. BUN≧40mg/dL（またはCr≧2.0mg/dL）、または乏尿（輸液後も1日尿量が400mL以下）
4. LDH≧基準値上限の2倍
5. 血小板数≦10万/$mm^3$
6. Ca≦7.5mg/dL
7. CRP≧15mg/dL
8. SIRS診断基準*における陽性項目数≧3
9. 年齢≧70歳

*SIRS診断基準項目：(1)体温＞38℃または＜36℃、(2)脈拍＞90回/分、(3)呼吸数＞20回/分またはPaCO_2＜32Torr、(4)白血球数＞12000/$mm^3$か＜4000$mm^3$または10％幼若球出現

●・予後因子3点以上を重症とする
厚生労働省難治性膵疾患に関する調査研究班2008年

# 主な疾患

## 慢性膵炎の病態・検査・治療

| 病態 | ●反復する炎症により膵腺房細胞が破壊され線維化が進行した状態<br>●代償期・移行期を経て非代償期に移行する<br>●代償期は膵内・外分泌機能が比較的保たれており、非代償期は不可逆性の変性により膵内分泌・外分泌機能の低下・荒廃を伴う |
|---|---|
| 原因 | ●アルコール、胆石、特発性 |
| 症状 代償期 | ●反復性の腹痛や腹部圧痛、食欲不振、時に急性膵炎様の発作 |
| 移行期 | ●代償期と非代償期の中間的な病態 |
| 非代償期 | ●膵機能の廃絶、疼痛発作は軽減、膵外分泌不全による消化吸収障害(脂肪便、体重減少、下痢)と膵内分泌不全(インスリン欠乏)による糖尿病 |
| 検査 BT-PABA試験 | ●70%以下 |
| 画像所見 | 腹部超音波(膵石エコー)、CT、内視鏡的逆行性膵胆管造影(ERCP)、超音波内視鏡(EUS)、磁気共鳴膵胆管造影(MRCP) |
| 膵生検 | |
| 治療 | ●代償期：禁酒・脂肪制限食、消化酵素薬、蛋白分解酵素阻害薬、$H_2$遮断薬、抗コリン薬、手術(膵管の減圧)<br>●非代償期：糖代謝異常対策(食事療法、経口血糖下降薬、インスリン療法)、消化吸収障害対策(消化酵素薬) |

## 内視鏡的逆行性膵胆管造影(ERCP)

| 方法 | ●内視鏡を用いてファーター乳頭よりカテーテルを胆管、膵管に挿入し、造影剤を注入してX線撮影を行う検査<br>●造影だけでなく、胆管狭窄・閉塞による胆汁うっ滞への内視鏡的経鼻胆道ドレナージ(ENBD)やステント留置、内視鏡的乳頭切開術(EST)、内視鏡的切石術(EML)など、治療を目的としたERCP関連手技が増加している |
|---|---|
| 合併症と術後のケア・観察 ERCP膵炎 | ●検査終了2〜4時間後から、腹痛や背部痛、嘔吐などの症状で発症<br>●観察・検査：発熱の有無(38℃以上の発熱は要注意)、尿量、血液検査(アミラーゼ値)<br>●尿量が少ない場合、早期の大量輸液などで尿量確保に努める<br>●治療：十分な輸液(60〜160mL/kg/日)、膵酵素阻害薬、重症化する場合は抗菌薬の投与<br>●壊死性膵炎などを生じる場合は、動注療法や選択的消化管殺菌療法(SDD)、経腸栄養などを発症早期から行う |
| 後出血 | ●ESTでは、後出血の可能性がある<br>●黒色便などの下血で発症することが多い<br>●EST後1週間程度は、便の観察が必要 |
| 十二指腸穿孔 | ●皮下気腫などに注意する |

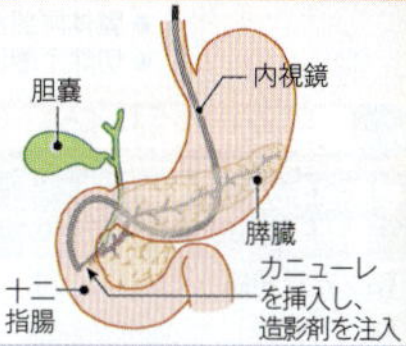

# 肝胆膵の疾患
## 膵癌・膵腫瘍

### 膵癌の病態・検査・治療

| 病態 | | ● 上皮性外分泌腫瘍<br>● 後腹膜への直接浸潤、リンパ管浸潤、神経線維・神経周囲浸潤、膵管内進展があり、血行性・リンパ行性転移を伴う |
|---|---|---|
| 組織型分類 | 浸潤性膵管癌 | ● いわゆる膵癌 |
| | 膵管内乳頭粘液性腫瘍(IPMN) | ● 膵管内に乳頭状に増殖し、粘液を産生する膵腫瘍 |
| | 粘液性嚢胞腫瘍(MCN) | ● 比較的厚い被膜におおわれた粘液性の膵嚢胞 |
| | 漿液性嚢胞腫瘍(SCN) | ● 薄い被膜におおわれ、内部に漿液性の液体をもった多房性の膵嚢胞 |
| | 腺房細胞腫瘍 | ● 消化液をつくる膵腺房細胞由来の腫瘍 |
| 症状 | | ● 腹痛、全身倦怠感、食思不振、体重減少、胆管狭窄による閉塞性黄疸、胆管炎による発熱など |
| 検査 | 血液データ | ● 血中膵酵素測定、腫瘍マーカー(CEA、CA19-19)、血糖、尿糖 |
| | 画像所見 | ● 腹部超音波、CT、MRI、磁気共鳴膵胆管造影(MRCP)、内視鏡的逆行性膵胆管造影(ERCP)、超音波内視鏡(EUS)、PET |
| 治療 | 内科的治療 | ● 化学療法、化学放射線療法、抗癌薬の門脈内投与 |
| | 外科的治療 | ● 膵頭部癌:幽門輪温存膵頭十二指腸切除術(PpPD)、亜全胃温存膵頭十二指腸切除術(SSPPD)、膵頭十二指腸切除術(PD)<br>● 膵体尾部癌:膵体尾部切除術(DP)<br>● 切除不能例:消化管バイパス術、胆道バイパス術 |

### 膵癌の進行度分類

| 膵臓局所の進展度 | 遠隔転移 | M0 | | | M1 |
|---|---|---|---|---|---|
| | リンパ節転移 | N0 | N1 | N2 | N3 |
| Tis: 非浸潤癌 | | 0 | — | — | — |
| T1 | | Ⅰ | Ⅱ | Ⅲ | |
| T2 | | Ⅱ | Ⅲ | Ⅲ | Ⅳb |
| T3 | | Ⅲ | Ⅲ | Ⅳa | |
| T4 | | Ⅳa | | | |

#### 膵臓局所の進展度

| T1 | 腫瘍径が2cm以下で膵内に限局したもの |
|---|---|
| T2 | 腫瘍径が2cmを超え膵内に限局したもの |
| T3 | 癌の浸潤が膵内胆管、十二指腸、膵周囲組織のいずれかに及ぶもの |
| T4 | 癌の浸潤が隣接する大血管、膵外神経叢、他の臓器のいずれかに及ぶもの |

#### リンパ節転移の程度

| N0 | リンパ節転移なし |
|---|---|
| N1 | 1群リンパ節のみに転移 |
| N2 | 2群リンパ節まで転移 |
| N3 | 3群リンパ節まで転移 |

#### 遠隔転移

| M0 | 遠隔転移を認めない |
|---|---|
| M1 | 遠隔転移を認める |

## 主な疾患 膵癌の手術

### 膵癌治療のアルゴリズム

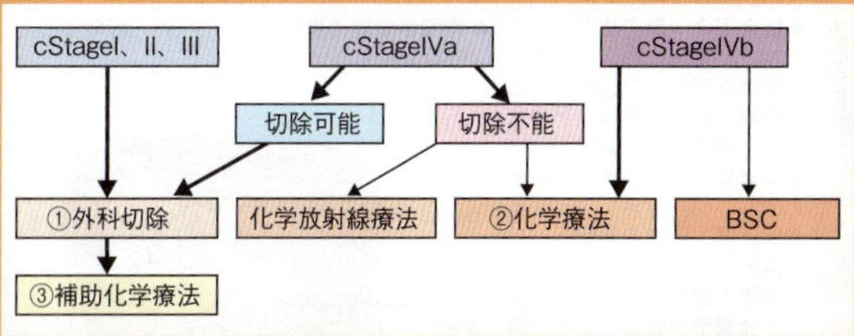

```
cStageI、II、III      cStageIVa         cStageIVb
                    ↓        ↓
                 切除可能  切除不能
    ↓              ↓        ↓           ↓
①外科切除   化学放射線療法  ②化学療法    BSC
    ↓
③補助化学療法
```

### 膵癌の手術

| | |
|---|---|
| 膵切除 | 膵頭十二指腸切除術(PD)、亜全胃温存膵頭十二指腸切除術(SSPPD)、幽門輪温存膵頭十二指腸切除術(PpPD)、膵体尾部切除術(DP) |
| リンパ節郭清 | D1：第1群リンパ節のみの郭清<br>D2：第1群および第2群リンパ節の郭清<br>D3：第1群、第2群および第3群リンパ節の郭清 |
| 再建 | 再建術式：PD-I（胆管・膵・胃の順）、PD-II（膵・胆管・胃の順）、PD-III（胃・膵・胆管の順）、PD-IV（その他）<br>膵吻合術式：側端膵空腸吻合(A)、端端膵空腸吻合(B)、端側膵胃吻合(C) |

### 膵切除術

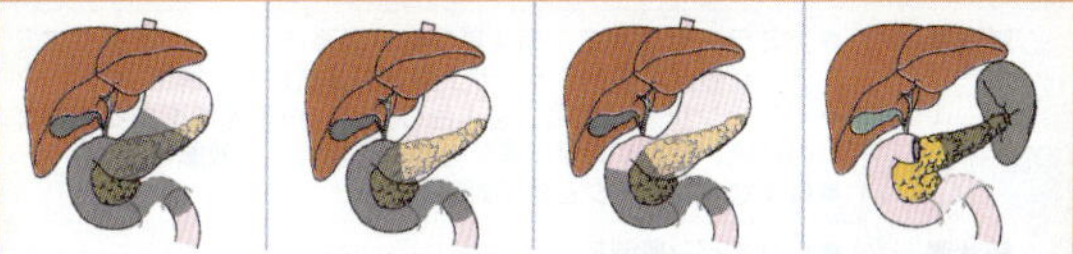

| 膵頭十二指腸切除術 | 亜全胃温存膵頭十二指腸切除術 | 幽門輪温存膵頭十二指腸切除術 | 膵体尾部切除術 |
|---|---|---|---|

### 膵臓の再建法

| PD-I（Whipple法） | PD-II（Child法） | PD-III（今永法） |
|---|---|---|
| 胆・膵・胃の順に再建 | 膵・胆・胃の順に再建 | 胃・膵・胆の順に再建 |

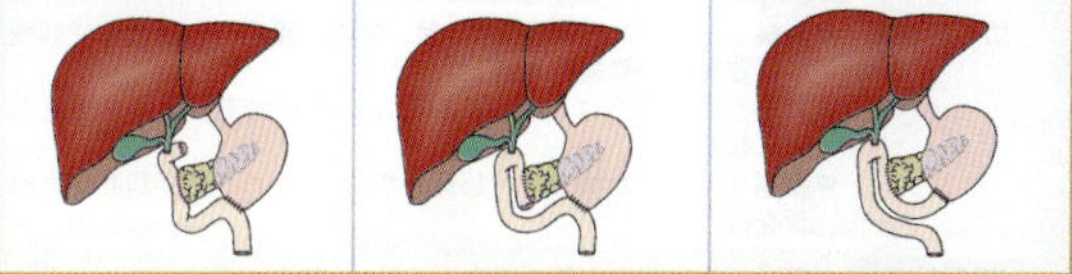

## 主な疾患 肝胆膵の疾患
### 膵癌の手術

## 膵臓手術の合併症と術後管理

| 主な合併症 | ●縫合不全：膵空腸(胃)吻合部、胆管空腸吻合部や胃空腸吻合部などの破綻による膵液、胆汁、胃液など消化液の腹腔内への漏出<br>●膵液瘻：膵液の膵外への漏出<br>●胆汁漏：胆汁の胆管外への漏出<br>●腹腔内出血：漏出した膵液が血管壁を脆弱化させ、腹腔内動脈の破綻から大出血を起こす<br>●腹腔内膿瘍：漏出した膵液、胆汁、消化液の腹腔内に貯留<br>●胃排泄遅延：胃の蠕動低下による胃内容排泄の遅延 | ●膵臓手術後の腹腔ドレーン(膵・胆管チューブを含む)<br><br>胃管チューブ<br>胆管空腸吻合部ドレーン<br>胆管チューブ<br>胆管チューブ<br>膵空腸吻合部ドレーン |
|---|---|---|

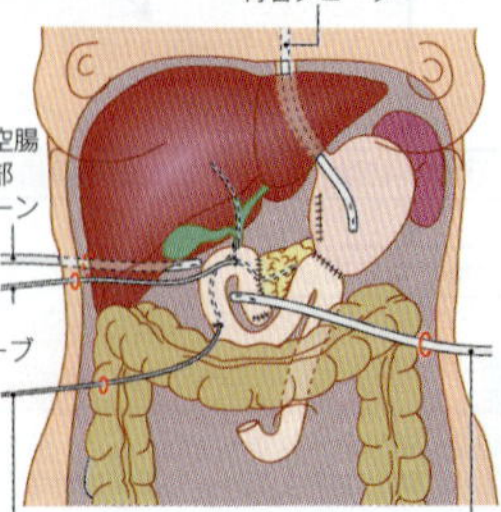

| 術後のケア・観察 | 縫合不全 | ●観察：発熱、疼痛、腹壁の緊満・膨隆、ドレーン周囲の感染徴候<br>●炎症反応(白血球増多、CRP値上昇)の有無<br>●原因不明の発熱、白血球増多が続けば、まず、縫合不全や膿瘍を疑う<br>●確実なドレナージと感染対策が必要 |
|---|---|---|
| | 膵液瘻 | ●アミラーゼ値測定：術後第3病日以降にドレーン排液のアミラーゼ値が血清アミラーゼ上限値の3倍以上の場合<br>●ドレーン排液の混濁、暗赤色の排液、術後発熱や白血球増多の持続、腹痛や胃排出遅延を認める場合、膵液瘻を疑う<br>●確実なドレナージと感染対策が必要 |
| | 胆汁漏 | ●ビリルビン値測定<br>●ドレーン排液の黄茶色への変化は胆汁漏を疑う<br>●漏出した胆汁による腹膜炎、腹腔内膿瘍の併発を予防するため、確実なドレナージが必要 |
| | 腹腔内出血 | ●腹部膨満の有無、ドレーンからの血性排液の有無の観察<br>●腹腔内出血の場合、急速輸液、輸血による循環状態の安定化、腹部血管造影で出血源の検索と動脈塞栓術による止血を行う |
| | 腹腔内膿瘍 | ●観察：ドレーン排液の性状・量、発熱、腹痛、血圧低下や頻脈など敗血症の徴候の有無<br>●発熱がある場合は、容易に解熱薬を使用せず、熱型などを医師に報告<br>●膿瘍を形成した場合は、超音波やCTガイド下に穿刺ドレナージを行う |
| | 胃排泄遅延 | ●嘔吐、食事摂取困難の観察 |

# 急変対応チェックポイント

## 心肺停止バイタルサインのチェックポイント

| バイタルサイン | チェックポイント | 対応 |
|---|---|---|
| 意識 | 深昏睡かどうかを確かめる<br>● 患者に呼びかける<br>● 患者に刺激を与える<br>反応がなければ深昏睡 | ● 医療スタッフの応援を求める<br>● 心肺蘇生法を実施する<br>80～81頁参照 |
| 呼吸 | 気道を確保し、自発呼吸の有無を把握する | |
| 脈拍 | 頸動脈を触知し、心拍動の有無を把握する | |

## 急変徴候のチェックポイント

| バイタルサイン | チェックポイント |
|---|---|
| 意識 | ● いつもと異なる言動：会話がおかしい、多弁である、不要な言動がある、表情が変化している |
| 呼吸 | ● 呼吸回数の増加：頻呼吸<br>● 呼吸の深さの増加：過呼吸<br>● 異常な呼吸パターン：クスマウル呼吸、チェーンストークス呼吸、ビオー呼吸、あえぎ呼吸、群発呼吸、気管支喘息発作、失調性呼吸<br>● 努力呼吸：鼻翼呼吸、下顎呼吸<br>● 異常な呼吸音：ラ音、呼吸音減弱 |
| 脈拍 | ● 脈拍数の増加：頻脈<br>● 脈拍数の減少：徐脈<br>● 異常な脈拍リズム：脈拍欠損、交互脈、不整脈 |
| 血圧 | ● 安静時収縮期血圧の20～30％の上昇または低下<br>● 拡張期血圧が120～130mmHg以上に上昇<br>● 脈圧の狭小化 |
| 体温 | ● 異常な熱型：弛張熱、稽留熱<br>● 悪寒、戦慄 |
| 顔貌 | ● 赤ら顔　● 青白い顔　● チアノーゼ<br>● 無欲様の表情　● 苦悩様の表情 |
| 皮膚 | ● 異常発汗　● 冷汗　● 末梢冷感 |
| 姿勢 | ● 起立できないことによる受動的臥位<br>● 仰臥することが楽なことによる能動的臥位<br>● 頻回な姿勢の変更<br>● 起座呼吸<br>● エビのような姿勢<br>● 後弓反張(体を弓のように反らせる) |

## 急変対応 心肺蘇生
### 心肺蘇生

#### 成人の医療用BLSアルゴリズム

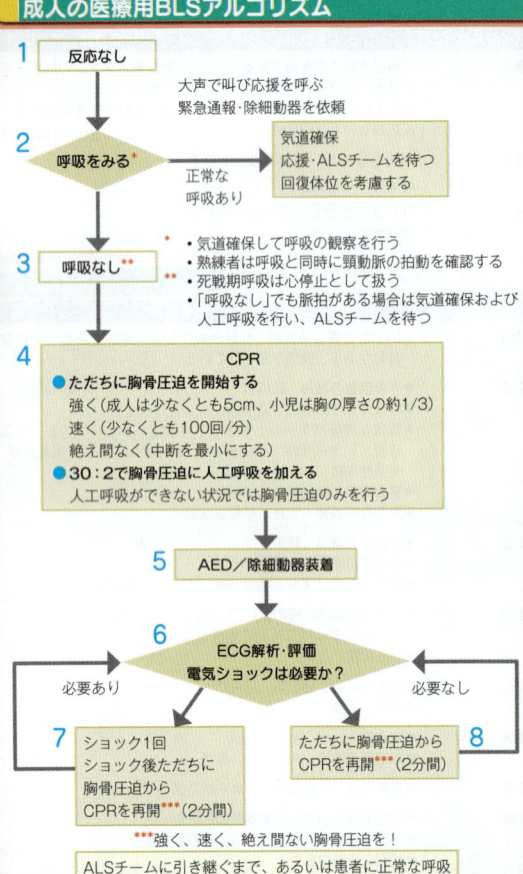

**1** 反応なし

大声で叫び応援を呼ぶ
緊急通報・除細動器を依頼

**2** 呼吸をみる*

正常な呼吸あり → 気道確保／応援・ALSチームを待つ／回復体位を考慮する

**3** 呼吸なし**

* 気道確保して呼吸の観察を行う
* 熟練者は呼吸と同時に頸動脈の拍動を確認する
* 死戦期呼吸は心停止として扱う
* 「呼吸なし」でも脈拍がある場合は気道確保および人工呼吸を行い、ALSチームを待つ

**4** CPR
- ただちに胸骨圧迫を開始する
  強く（成人は少なくとも5cm、小児は胸の厚さの約1/3）
  速く（少なくとも100回/分）
  絶え間なく（中断を最小にする）
- 30：2で胸骨圧迫に人工呼吸を加える
  人工呼吸ができない状況では胸骨圧迫のみを行う

**5** AED／除細動器装着

**6** ECG解析・評価　電気ショックは必要か？

必要あり → **7** ショック1回／ショック後ただちに胸骨圧迫からCPRを再開***（2分間）

必要なし → **8** ただちに胸骨圧迫からCPRを再開***（2分間）

***強く、速く、絶え間ない胸骨圧迫を！

ALSチームに引き継ぐまで、あるいは患者に正常な呼吸や目的のある仕草が認められるまでCPRを続ける

JRC蘇生ガイドライン2010より引用

# 急変対応

## ALSアルゴリズム

```
反応なし
無呼吸または死戦期呼吸
         ↓ 大声で叫ぶ
         ↓ 119番通報／蘇生チーム要請・AED依頼

CPR（30：2）
胸骨圧迫中断を最小・質の高いCPRに集中
AED／除細動器装着
         ↓
    VF／無脈性VT
   はい ／    ＼ いいえ
```

**はい**: ショック1回

**二次救命処置（ALS）**
胸骨圧迫中断を最小にしながら
- 可逆的な原因の検索と是正
- 静脈路／骨髄路確保
- 血管収縮薬を考慮
- VF/VTの場合に抗不整脈薬を考慮
- 気管挿管・声門上気道デバイスを考慮
- 気管挿管後は連続した胸骨圧迫
- 呼気CO₂モニターを使用

**（心拍再開の可能性があれば）脈拍の触知**
はい → / いいえ →

**CPR**: ただちに胸骨圧迫から再開
30：2で5サイクル（2分間）

### 心拍再開後のモニタリングと管理
- 12誘導ECG・心エコー
- 循環管理（early goal-directed therapy）
- 再灌流療法（緊急CAG/PCI）
- 吸入酸素濃度と換気量の適正化
- 体温管理（低体温療法）
- 原因の検索と治療

JRC蘇生ガイドライン2010より引用

## 急変対応 緊急薬剤

### 心肺蘇生で用いる主な薬剤と使い方

| 一般名 | 商品例 | 使用方法 |
|---|---|---|
| アドレナリン | ボスミン注<br>アドレナリン注0.1%シリンジ「テルモ」 | ●初回、1mg/1Aを静脈路より急速投与。続いて生理食塩液20mLで後押しし、静脈路を確保している肢を10～20秒拳上<br>●効果がない場合、1mg/1Aを3～5分毎に反復投与 |
| バソプレシン | ピトレシン注射液 | ●アドレナリンの1回目または2回目投与のいずれかを、バソプレシン40単位の静脈路からの急速投与に代用可能<br>●冷所保存で管理 |
| リドカイン | 静注用キシロカイン2%<br>オリベス静注用2%<br>リドカイン静注用2%シリンジ「テルモ」 | ●アドレナリン投与後もVF/無脈性VTが続く場合に投与<br>●初回、1.0～1.5mg/kgを静脈路より急速投与。続いて生理食塩液20mLで後押しし、静脈路を確保している肢を10～20秒拳上<br>●効果がない場合、0.5～0.75mg/kgを追加投与<br>●最大3回まで投与可能であるが、極量は3mg/kg<br>●中毒症状(催不整脈作用)が現れることがあるので、患者の観察を十分に行う |
| アミオダロン | アンカロン注150 | ●初回、300mgを静脈内または骨髄内投与<br>●2回目、150mgを静脈内または骨髄内投与<br>●バイアル製剤のため、溶解して使用 |
| マグネシウム | 静注用マグネゾール20mL | ●VF/無脈性VTによる心停止が、トルサド・ド・ポアンツに合併している場合に投与可能<br>●1～2gを10mLの5%ブドウ糖液で希釈し、5～20分かけて静脈内に投与 |
| アトロピン | アトロピン硫酸塩注0.5mg「フソー」<br>アトロピン硫酸塩注0.5mg「タナベ」<br>アトロピン注0.05%シリンジ「テルモ」 | ●心静止や徐脈性PEAの場合、1.0mgを静脈路より急速投与、続いて生理食塩液20mLで後押しし、静脈路を確保している肢を10～20秒拳上<br>●効果がない場合、1.0mg/2Aを3～5分毎に反復投与<br>●最大3回まで投与可能であるが、極量は3mg<br>●頻脈性のPEAには使用不可<br>●1A=0.5mgであるため、心停止時は1mg(2A)の投与<br>●ST上昇型心筋梗塞でブロックを伴う徐脈は、すべてアトロピン禁忌 |
| ドパミン | イノバン注100mg<br>イノバン注0.3%シリンジ<br>他に、カタボンHi注、カタボンLow注、カコージンD注など | ●蘇生成功後、心拍出量維持の目的で、必要時5μg/kg/分より使用開始<br>●厳密な投与量の調整が必要な場合や、微量注入(通常、10mL/分以下)する場合、シリンジ薬剤ではシリンジポンプ、点滴剤では輸液ポンプを使用<br>●pH8.0以上になると着色することがあるので、重炭酸ナトリウムのようなアルカリ性薬剤と混合しない |
| 炭酸水素ナトリウム | メイロン静注7% | ●初期投与量は1mEq/kg、その後は血液ガス分析を実施し、その結果に基づいた投与を行う。完全補正は行わないほうがよい<br>●単に代謝性のアシドーシスを示す状況での投与は推奨されていない |

# 急変対応 急性腹症

## 急性腹症の所見・検査

| 定義 | | 外傷以外の理由で、急激な腹痛をきたす疾患の総称 |
|---|---|---|
| 所見 | 触診 | 圧痛、筋性防御、叩打痛、腹膜刺激症状(ブルンベルグ徴候) |
| | 聴診 | 腸雑音(腹膜炎では低下することが多い) |
| 検査 | 血液検査 | 白血球上昇(炎症所見)、Hb・Htの減少(腹腔内出血)、Hb・Htの上昇(循環血液量減少) |
| | 腹部X線写真 | フリーエア(消化管穿孔)、ニボー(腸閉塞)、石灰沈着(胆石・尿路結石・膵石など) |
| | 超音波検査 | 腹腔内液貯留の有無、診断をより確実にするため |
| | 腹部CT | 超音波検査同様、診断をより確実にするため |

## 急性腹症の原因と緊急度別治療(代表的術式)

| 緊急手術の絶対適応 | 腹部臓器の穿孔・破裂 | 胃・十二指腸穿孔 | 単純閉鎖術、大網充填術、大網被覆術、広範囲胃切除術 |
|---|---|---|---|
| | | 虫垂穿孔 | 虫垂切除術 |
| | | 胆嚢穿孔 | 腹腔鏡下もしくは開腹胆摘 |
| | | 子宮外妊娠破裂、卵巣嚢腫破裂 | 卵巣摘除術、縫合止血術 |
| | 腹部臓器の血行障害 | 絞扼性イレウス、ヘルニア嵌頓 | イレウス解除術、壊死腸管切除術、ヘルニア根治術など |
| | | 急性腸間膜動脈閉塞 | 壊死腸管切除術、塞栓摘除術、血行再建術 |
| | | 卵巣嚢腫茎捻転 | 卵巣摘除術 |
| | 腹部臓器の重症炎症 | 急性虫垂炎 | 虫垂切除術 |
| | | 急性胆嚢炎 | 胆嚢摘除術 |
| | | 胆管炎、急性化膿性閉塞性胆管炎 | 胆嚢摘除術、総胆管切石術(ただし、超音波下や内視鏡下の胆道ドレナージが不成功な場合) |
| | | 急性膵炎 | 蛋白分解酵素阻害薬・抗菌薬動注療法、持続的血液濾過透析(CHDF)、選択的消化管除菌(SDD) |
| | 腹腔内出血 | 子宮外妊娠破裂 | 卵巣摘除術、縫合止血術 |
| | | 腹部大動脈瘤破裂 | 人工血管置換術 |
| 状況によっては手術 | 腹部臓器の穿孔・破裂による現局性腹膜炎 | | |
| | 腹部臓器の軽度炎症 | 急性虫垂炎、急性胆管炎、急性胆嚢炎、急性膵炎、単純性イレウス、胆石症 | |
| 保存的治療 | 腹部疾患 | 急性胃腸炎、尿路結石、疼痛性排卵、腸間膜リンパ節炎 | |
| | 循環器疾患 | 心筋梗塞、狭心症、急性心内膜炎 | |
| | 呼吸器疾患 | 胸膜炎、肺炎 | |
| その他 | | 糖尿病性ケトアシドーシス、尿毒症、腎盂腎炎、ヒステリー | |

## 急変対応 腹部外傷

### 腹部外傷の所見・検査

| 病態 | | ● 実質臓器障害や腹部血管損傷による出血性ショック、管腔臓器損傷による組織汚染(腹膜炎)に大別される |
|---|---|---|
| 所見 | 視診 | ● 腹部の打撲痕、皮下出血、シートベルト痕など:腹部臓器損傷<br>● 腹部膨隆:腹腔内出血か腸管損傷による麻痺性イレウス<br>● ショック症状 |
| | 聴診 | ● 腸雑音の低下:腹腔内出血、腸管破裂 |
| | 打診 | ● 鼓音:麻痺性イレウス<br>● 濁音:腹腔内出血 |
| | 触診 | ● 腹膜刺激症状 |
| 検査 | 腹部超音波 | ● FAST:心嚢、右胸腔、左胸腔、モリソン窩、脾臓周囲、ダグラス窩の6か所で超音波検査を行い、腹部液体貯留、心嚢液、胸水の有無を調べる |
| | 腹部X線写真、腹部CT、血管造影 | |
| 緊急手術 | 実質臓器 | 肝損傷 ● 肝切除術、肝縫合術、ガーゼパッキング<br>脾損傷 ● 膵頭部損傷では膵尾部切除術、膵体部〜頭部損傷では尾側膵管消化管吻合術、膵頭部損傷では膵頭部切除術<br>脾損傷 ● 破裂部縫合閉鎖術、脾部分切除術、脾摘出術 |
| | 管腔臓器 | ● 胃切除術、胃空腸吻合術　● 腸管吻合閉鎖術　● 腸切除術<br>● 腸瘻造設術、人工肛門造設術　● 空腸パッチ術 |

### 出血性ショックの重症度分類

| | 出血量 | 血圧 | 脈拍 | CVP | 尿量 |
|---|---|---|---|---|---|
| 非ショック | 循環血液量の10%以内 | 正常 | 正常 | 正常 | 正常 |
| 軽症 | 循環血液量の10〜20% | 100mmHg以下 | 100回/分以下 | 軽度低下 | 減少傾向 |
| 中等度 | 循環血液量の20〜35% | 80mmHg以下 | 120回/分以下 | 著明低下 | 乏尿 |
| 重症 | 循環血液量の35〜50% | 60mmHg以下 | 触知しにくい | ほとんど0 | 無尿 |
| 心停止状態 | 循環血液量の50%以上 | 測定不能 | 触知せず | 0 | 無尿 |

循環血液量=体重の1/13

### ショックインデックス(SI)

● 脈拍(回/分)÷収縮期血圧(mmHg)

| ショック指数 | 0.5 | 1 | 1.5 | 2 |
|---|---|---|---|---|
| 脈拍数(回/分) | 60 | 100 | 120 | 120 |
| 収縮期血圧(mmHg) | 120 | 100 | 80 | 60 |
| 出血量(%) | 0 | 10〜30 | 30〜50 | 50〜70 |
| 出血量の推定(mL) | 750 | 750〜1250 | 1250〜1750 | 1750〜2300 |

判定　正常:0.5以下　軽症:0.5〜1.0　中等症:1.0〜1.5　重症:1.5〜2.0　最:2.0以上　ショック指数1.0=出血量約1000mL

# ケア・処置 胃チューブ挿入・胃洗浄

## 胃チューブの目的

| 適応 | 注入 | 吸引 |
|---|---|---|
| 消化管出血 | 胃洗浄目的に冷水を注入 | 冷水（洗浄液）や血液を吸引 |
| 通過障害 | | 消化管内のガスや食物を吸引 |
| 嚥下障害 | 栄養物や薬物の注入 | |
| 薬物中毒 | 中和剤など薬物の注入 | 薬物および洗浄液の吸引 |
| 検査 | | 胃液、十二指腸液の吸引 |
| 栄養障害 | 栄養物の注入 | |

## 胃チューブによる合併症の原因と対応

| 合併症 | 原因 | 対応 |
|---|---|---|
| 誤嚥 | チューブの気管内挿入や抜去、逆流など | ●チューブ留置位置の確認。必要ならチューブ交換<br>●ヘッドアップ |
| 鼻出血 | 挿入時の鼻粘膜損傷など | ●出血量が多い場合は、タンポンなどで止血 |
| 胃出血 | 過度な胃管吸引 | ●吸引圧の調節 |
| | 身体的・精神的ストレス | ●制酸剤や胃酸分泌抑制などの薬物投与 |
| 咽頭痛 | チューブの刺激 | ●可能なら細いチューブサイズに交換<br>●うがいによる軽減 |
| 食道のびらん | チューブの刺激 | ●チューブの早期抜去<br>●柔軟なチューブの使用 |
| 鼻孔・皮膚のびらん | 不適切な固定 | ●固定の位置の変更<br>●必要に応じて皮膚保護材の使用 |

## 胃洗浄

| | | |
|---|---|---|
| 目的 | 急性中毒に対する胃洗浄 | ●未吸収物質の除去<br>●毒物の経口摂取後1時間以内に施行<br>●三環系抗うつ薬やアスピリンは、胃内停滞時間が延長するため、摂取後1時間以上が経過している場合でも、実施することがある |
| | 消化管出血に対する胃洗浄 | ●①出血および出血の活動性の判断、②止血効果、③内視鏡の前処置（観察視野の確保）など<br>●排液の色によって出血の活動性を判断 |
| | 体温調節を目的とした胃洗浄 | ●冷却、加温の手段としての胃洗浄<br>●高体温では40℃以上、低体温では32℃以下で洗浄 |
| 胃洗浄の禁忌 | | ●石油製品、有機溶剤など化学性肺炎を起こす毒性物質の摂取した場合<br>●強酸、強アルカリなどの腐食作用のある毒性物質を摂取した場合<br>●胃切除術後など、出血や穿孔の可能性がある場合<br>●出血性素因、食道静脈瘤、血小板減少症がある場合 |
| 気管挿管下での施行 | | ●意識障害や痙攣、咽頭反射が消失している場合<br>●有機溶剤と他の毒性が高い物質の同時服用が考えられる場合 |

# ケア・処置 栄養法

## 栄養法の選択

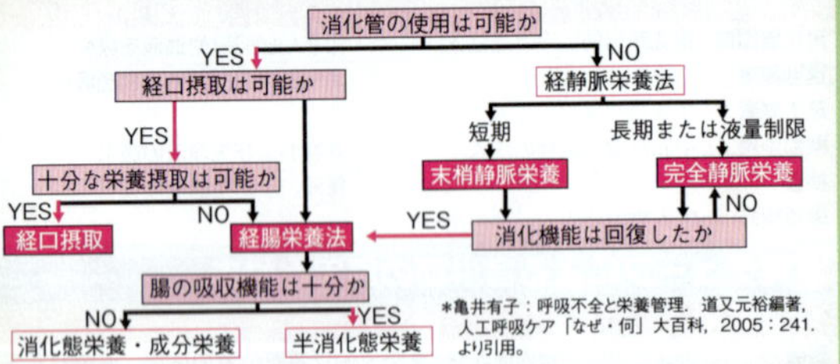

```
                消化管の使用は可能か
         YES ←─────────────┴──────────→ NO
    経口摂取は可能か                    経静脈栄養法
  YES ↓                        短期 ←─────┴───→ 長期または液量制限
十分な栄養摂取は可能か          末梢静脈栄養              完全静脈栄養
 YES ↓      ↓ NO                YES ↑              NO ↑
経口摂取   経腸栄養法     ←── 消化機能は回復したか
         腸の吸収機能は十分か
      NO ↓          ↓
消化態栄養・成分栄養  半消化態栄養
```

＊亀井有子：呼吸不全と栄養管理．道又元裕編著，人工呼吸ケア「なぜ・何」大百科，2005：241．より引用．

## 経鼻経管栄養法

| 胃チューブ | 8～10号、または12～18Fr |
|---|---|
| 経管栄養食の温度 | 38～40℃（胃・十二指腸の温度と同程度）※胃壁を刺激しないため |
| 注入速度 | 一般流動食：40～200mL/時<br>成分栄養食：75～100mL/時（24時間持続注入） |
| 注入量 | 200～300mL/回 |
| イリゲータの高さ | 流動食の液面が患者の胃部から50cm以内 |
| 患者の体位 | 注入中：半座位から座位<br>注入後：上体を起こした体位を30～60分保持 |
| チューブ内に流す温湯量 | 約50mL ※流動食注入後、チューブに残った流動食の腐敗やチューブの閉塞を防ぐ |
| 胃チューブ交換 | 1回／1～2週間 |
| 口腔ケア | 経口摂取がなくても口腔ケアは実施する |

## 経腸栄養選択のアルゴリズム

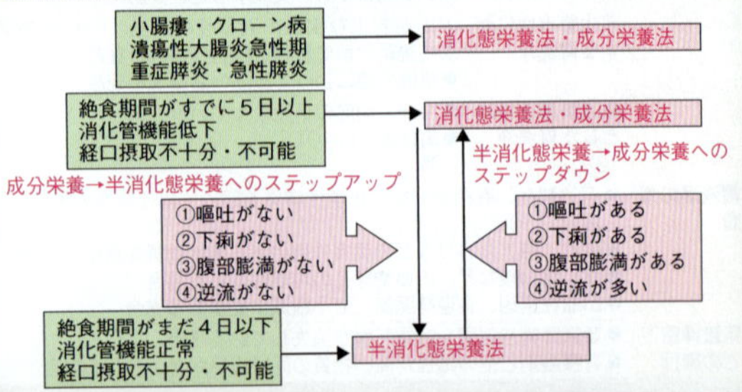

- 小腸瘻・クローン病<br>潰瘍性大腸炎急性期<br>重症膵炎・急性膵炎 → 消化態栄養法・成分栄養法

- 絶食期間がすでに5日以上<br>消化管機能低下<br>経口摂取不十分・不可能 → 消化態栄養法・成分栄養法

成分栄養→半消化態栄養へのステップアップ
①嘔吐がない ②下痢がない ③腹部膨満がない ④逆流がない

半消化態栄養→成分栄養へのステップダウン
①嘔吐がある ②下痢がある ③腹部膨満がある ④逆流が多い

- 絶食期間がまだ4日以下<br>消化管機能正常<br>経口摂取不十分・不可能 → 半消化態栄養法

# ケア・処置

## 経腸栄養剤の種類と特徴

| 医薬品タイプ | 消化態栄養剤：ほぼ消化された状態の栄養剤 | ペプチド栄養剤：蛋白は高分子ペプチド |
|---|---|---|
| | | 成分栄養剤：栄養素の最小単位で構成 |
| | 半消化態栄養剤：天然食品を加工した高エネルギー・高蛋白の栄養剤 ||
| 食品タイプ | ミキサー食：通常の食事をミキサーなどで粉砕して注入する方法 ||
| | 濃厚流動食：天然食材の水分量を減少させ、単位重量あたりのエネルギー量を高めたもの ||

## PEGの適応

| 1. 嚥下・摂食障害 | ●脳血管障害、認知症などのため、自発的に摂食できない |
|---|---|
| | ●神経・筋疾患などのため、摂食不能または困難 |
| | ●頭部、顔面外傷のため摂食困難 |
| | ●喉咽頭、食道、胃噴門部狭窄 |
| | ●食道穿孔 |
| 2. 繰り返す誤嚥性肺炎 | ●摂食できるが誤嚥を繰り返す |
| | ●経鼻胃管留置に伴う誤嚥 |
| 3. 炎症性腸疾患 | ●長期経腸栄養を必要とする炎症性腸疾患、特にクローン病患者 |
| 4. 減圧治療 | ●幽門狭窄 |
| | ●上部小腸閉塞 |
| 5. その他の特殊治療 ||

鈴木裕、上野文昭、蟹江治郎、経皮内視鏡的胃瘻造設術ガイドライン、日本消化器内視鏡学会監、消化器内視鏡ガイドライン第3版、医学書院、2006；311. より引用

## PEGの観察

| 身体症状 | 下痢 | ●栄養の注入速度・温度・栄養の濃度・栄養剤の成分（脂肪含有量が多い）により発生する |
|---|---|---|
| | 嘔吐 | ●咽頭刺激・胃や腹部の内圧上昇により発生する |
| | 腹痛 | ●腸管内圧の上昇により血管が引き伸ばされたり、血流が減少して起きる |
| | 胃の膨満 | ●胃内に食物が停滞することによりガスが発生したり、通過障害により発生する |
| | 呼吸困難 | ●痛みや嘔吐、腹腔内圧上昇により発生する |
| カテーテルの観察 || ●カテーテルが抜去、または逸脱していないか |
| || ●瘻孔部より漏れはないか |
| || ●チューブやストッパーのゆるみや埋没はないか |
| || ●適度にカテーテルが牽引されているか |
| || ●患者が無意識にカテーテルを引っ張っていないか |
| || ●瘻孔部からの出血、排膿、発赤、疼痛、スキントラブルはないか |
| 皮膚の観察 || ●湿潤・乾燥の状態：モイスチャーバランス |
| || ●清潔と不潔な状態：皮膚生理的機能の維持・増進 |
| || ●皮膚障害の有無：程度と部位 |

# ケア・処置 リザーバ管理

## CVポート

| 目的 | 中心静脈からの栄養剤や抗癌薬などの薬剤の投与 |
|---|---|
| 方法 | 皮下(前胸部、上腕部、腹部など)に中心静脈アクセスポートを埋め込み、カテーテルを鎖骨静脈、内頸静脈、上腕尺側皮静脈、大腿静脈などに挿入し、カテーテル先端は上大静脈−右心房接合部より3cm上の部分に留置される |

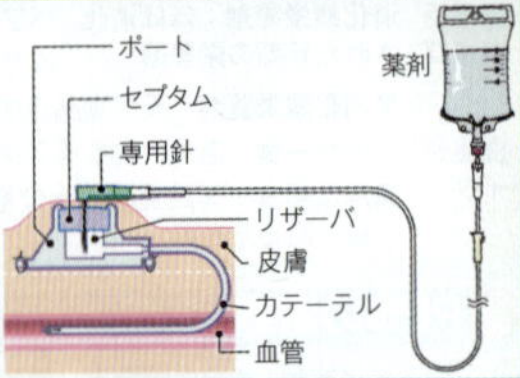

## CVポート合併症

| 合併症・トラブル | 原因 | 徴候 | 対応 |
|---|---|---|---|
| ポート露出 | 皮下ポケットの浅すぎ、皮下の厚さの薄すぎ | 露出 | ポートの最留置 |
| 薬液の皮下漏出 | ヒューバー針の自然抜去、カテーテル閉塞による注入不良、ポートとカテーテルの接続不良、ポートやカテーテルの損傷など | ポート部の痛み、腫脹、発赤、注入の抵抗、滴下不良 | 輸液の中止 |
| カテーテルピンチオフ | カテーテルを鎖骨と第1肋骨の間に挟みこんでしまったことによるカテーテルの閉塞・損傷 | ポート部の違和感、血液逆流不良、注入の抵抗 | ポートの再留置 |
| フィブリンシースカテーテル閉塞 | フィブリンシース(フィブリンがカテーテル周囲にからまり、カテーテル全体を鞘のように覆った状態)、フラッシュ不十分、カテーテルのねじれ、カテーテルキンク(カテーテルが屈曲している状態)やカテーテル先端の位置異常、カテーテル径の不適合、不適切な挿入手技など | 血液逆流不良、注入の抵抗 | 血栓に対してウロキナーゼ等でリカバリー |
| 感染 | 汚染された溶液または薬剤の注入、不適切な輸液管理、頻回の注入操作など | ポート周囲の発赤・腫脹・疼痛・硬結 | ポートの抜去 |
| ポートの反転 | ●皮下ポケット内でポートの向きが反転している状態<br>●ポートと皮下ポケットのサイズ不適合、不十分なポート皮下固定 | セプタムへの注入不能 | 外科的再処置 |

## 動注リザーバ

| 目的 | 肝細胞癌や転移性肝癌などでの抗癌薬の栄養血管への注入 |
|---|---|
| 方法 | 皮下(前胸部、大腿部、下腹部)にアクセスポートを埋め込み、カテーテルを鎖骨下動脈、大腿動脈などに挿入し、カテーテル先端は癌の栄養血管に留置される |
| 合併症 | 上記参照 |

## ケア・処置 感染対策
### 手術部位感染

### 術後感染の分類

| 手術部位感染(SSI) | 切開部表層の感染 |
|---|---|
| | 切開部深層の感染 |
| | 臓器/体腔の感染 |
| 手術部位以外の感染 | 呼吸器感染 / 尿路感染 / カテーテル感染 / 薬剤関連性腸炎など |
| 院内感染 | 肺炎、MRSA感染、HVB感染など |

皮膚 — 切開部表層SSI
皮下組織
軟部組織 筋膜と筋 — 切開部深層SSI
臓器/体腔 — 臓器/体腔SSI

### 手術創の清浄度分類

| クラスⅠ/清潔 | ● 感染や炎症がなく無菌操作の破綻がない<br>● 乳房、甲状腺、関節、脳外科の手術など |
|---|---|
| クラスⅡ/準清潔 | ● 消化器、呼吸器、泌尿生殖器の切開は行うが、管理された条件下で行い異常な汚染がない<br>● 胃、胆道系、大腸、子宮、腟、膀胱などの手術 |
| クラスⅢ/汚染 | ● 開放性の、新しい、事故などによる偶発的な創傷<br>● 消化器内容物の多量の漏出<br>● 無菌操作の大きな破綻<br>● 感染の存在する泌尿生殖器や胆道の切開など |
| クラスⅣ/不潔・感染 | ● 壊死組織が残る古い外傷<br>● 感染状態または臓器穿孔のある手術創<br>● 術後感染を起こしている病原菌が手術前から術野に存在する場合 |

### 手術部位感染の危険因子

● 患者の危険因子

| 年齢 | ● 高齢者<br>● 乳幼児 |
|---|---|
| 肥満/栄養不良 | 栄養状態の改善はSSIの防止手段だけでなく、術後合併症の減少効果がある |
| 糖尿病 | ● 手術後48時間以内の血糖値が200mg/dL以上ではSSI発症の危険性が増大する<br>● HbA1cを術前に7％以下に低下させておく |
| 喫煙 | ● 喫煙はSSIの重要な危険因子である。手術の30日前には禁煙するようにする |
| 3日間以上の人工呼吸 | |
| 手術時に、別の部位に感染症がある | |
| 免疫機能の低下 | |
| ステロイド薬の使用 | |
| 手術前入院期間 | 術前の入院期間が5日間以上 |

## ケア・処置 感染対策
### 手術部位感染

● 手術の危険因子

| | |
|---|---|
| カミソリによる剃毛 | ● 剃毛は行わない<br>● 除毛の必要がある場合には術直前に医療用電気クリッパー（バリカン）で除毛する |
| 不適切な抗菌薬の予防投与 | ● 予防的抗菌薬投与（AMP）は、手術中に汚染された手術部位を無菌にするためでなく、患者の微生物に対する防御機構が対応できるレベルまで微生物数を減らすために投与するものであり、厳密に投与時間などが規定されていなくてはならない<br>● AMPは原則的に無菌手術（創分類I）ではあえて投与する必要はない<br>● たとえ無菌手術であっても、もし感染が起きた場合に生命の危機に影響を及ぼすような手術（例：心血管系手術、心臓ペースメーカ移植術、人工血管留置などの血管手術、下肢の血管再建術、脳神経外科手術など）では使用する<br>● 選択する抗菌薬は、手術中に汚染が予想される微生物に最も有効なスペクトルを有する薬剤を選択する<br>● 創分類IIIおよびIVに分類された手術では当初より治療的投与が必要となり、予防的抗菌薬投与の適用とはならない |
| 皮膚に対する不適切な処置 | ● アルコールおよび活性成分（グルコン酸クロルヘキシジンやポビドンヨードなど）のある製剤で術前の皮膚消毒を行う<br>● 消毒薬は完全に乾かす<br>● 消毒薬が体表面に残存しないようにする |
| 手術室の換気不良 | |
| 手術手技 | ● 止血不良<br>● 組織の損傷<br>● 死腔の残存<br>● 縫合糸、炭化組織、壊死片の残留 |
| 術中の低体温 | 体温は36℃以上に保つようにする |
| 手術室への人の出入りが多い | 人的交通整理。手術室スタッフの人数や移動の制限 |
| ドレーン | ● ドレーンは手術切開創とは別に作成し、できるだけ早期に抜去する<br>● 基本的に、閉鎖式吸引ドレナージを使用する<br>● 膝または股関節の全置換術でのドレナージの有益性は証明されていない |
| 不適切な器具滅菌 | |
| 手術時間 | |
| 再手術 | |

### SSIバンドル（IHI・米国医療の質改善協会による）

1 抗菌薬の適切な使用
2 適切な除毛
3 術後高血糖抑制の維持
4 適切な体温管理

## ケア・処置 標準予防策

### 標準予防策

| 対象 | 対象者に感染症があってもなくてもすべての人に対して標準的に行う感染予防対策 |
|---|---|
| 感染の可能性がある対象物 | ①血液<br>②汗を除く体液、分泌物、排泄物<br>③粘膜<br>④損傷した皮膚 |

### 標準予防策の実際

| 項目 | | 内容 |
|---|---|---|
| 手指衛生 | | ● 血液・体液・排泄物など、またはそれらに汚染された物に接触した後は、手袋の着用の有無にかかわらず、手指衛生を実施する<br>● 手袋を外した後、他の患者と接触する間にただちに手指衛生を実施する<br>● **日常的手洗い**：石けんと流水を用いて10～15秒間洗う<br>● **衛生学的手洗い**：石けんと流水を用いて30秒以上、または速乾式手指消毒薬を用いる<br>● **手術時手洗い**：抗菌石けんと流水で2～6分間手と前腕を洗い、さらに速乾式手指消毒薬を用いる。 |
| 防護用具 | 手袋 | ● 血液・体液・排泄物など、またはそれらに汚染された物に接触する場合に着用<br>● 未滅菌の清潔な手袋<br>● 患者ごとに手袋を交換。同じ患者でも処置の合間に手袋を交換<br>● 使用後はただちに外して感染性廃棄物として処理した後、手指衛生を実施 |
| | マスク・ゴーグル | ● 血液・体液・排泄物等の飛沫が発生し、口腔・鼻腔粘膜・眼への曝露が予想される場合に着用<br>● 使用後はただちに外して手指衛生を実施 |
| | エプロン・ガウン | ● 衣服や肌が血液・体液・排泄物等に接触することが予想される場合に着用<br>● 使用後は周囲が汚染されないように直ちに脱いで手指衛生を実施 |
| 環境管理 | | ● 患者や医療者が触れる環境表面は適切な方法で清掃<br>● 血液・体液・排泄物等が付着した廃棄物は感染性廃棄物として処理<br>● 血液・体液・排泄物等で汚染されたリネンは、皮膚への曝露、衣服・他の患者・環境への汚染を防ぐ方法で運搬、処理 |

## ケア・処置 感染対策
### 標準予防策

| | |
|---|---|
| 針、メスなどの鋭利な器具 | ● 使用済みの針はリキャップしない<br>● 使用済みの注射器、注射針、メス、その他の鋭利物は感染性廃棄物として、専用の廃棄容器に廃棄 |
| 救急蘇生 | ● 救急蘇生における処置介助では、血液などの飛散や患者の分泌物に接するリスクが高いため、適切な防護用具を積極的に使用<br>● 容態急変の可能性のある患者のベッドサイドにはマウスピース、蘇生バッグなどを準備 |
| 咳エチケット | ● 呼吸器症状のある人がくしゃみや咳をするときは、ティッシュペーパー・タオル・ハンカチなどで口・鼻を覆うよう指導<br>● 汚れたペーパー類はゴミ箱に廃棄<br>● 呼吸器分泌物で手が汚れた後は手指衛生を実施<br>● 症状のある人はできるだけサージカルマスクを着用するよう指導。もしくは、他患者と1m以上の間隔を空ける |

### 感染経路別対策

| 感染経路 | 目的 | 原則的な予防対策（標準予防策に加えて） |
|---|---|---|
| 接触感染 | 患者や患者環境に直接または間接的に接触することにより拡散する病原体伝播を防ぐ | ● 患者配置：個室隔離。個室が準備できない場合は同一疾患患者の集団隔離。また、患者同士が空間的に離れるようにする（1m以上）<br>● 手指衛生：手袋の使用、消毒薬による手指消毒<br>● エプロン・ガウンの着用<br>● 聴診器、血圧計などの患者使用器具の共用禁止や消毒 |
| 飛沫感染 | 患者が咳やくしゃみなどで放出した微生物を含む5μm以上の飛沫が、他の人の口腔・鼻腔粘膜に付着して感染が伝播することを防ぐ | ● 患者配置：個室隔離。個室が準備できない場合は同一疾患患者の集団隔離。集団隔離ができず多数室の場合、パーティションで仕切るか、ベッド間隔を2m以上離す<br>● サージカルマスク（外科用マスク）の使用：できるだけ患者も着用 |
| 空気感染 | 微生物を含む5μm以下の飛沫核が、長時間空中を浮遊し空気の流れによって拡散し、それを吸入することによって感染することを防ぐ | ● 患者配置：陰圧の個室など空調管理。空調管理ができない場合は、患者にサージカルマスクを装着させて個室管理し、部屋の扉は必ず閉める<br>● 濾過マスク（N95マスク）の使用：医療従事者、面会者が着用 |

## ケア・処置: 血栓症対策

### リスクレベルと推奨される予防法

| リスクレベル | 推奨される予防法 |
|---|---|
| 低リスク | 早期離床および積極的な運動 |
| 中リスク | 弾性ストッキングあるいは間欠的空気圧迫法 |
| 高リスク | 間欠的空気圧迫法あるいは抗凝固療法* |
| 最高リスク | (抗凝固療法*と間欠的空気圧迫法の併用)あるいは(抗凝固療法*と弾性ストッキングの併用) |

*整形外科手術および腹部手術施行患者では、エノキサパリン、フォンダパリヌクス、あるいは低用量未分画ヘパリンを使用、その他の患者では、低用量未分画ヘパリンを使用。最高リスクにおいては、必要ならば、用量調節未分画ヘパリン(単独)、用量調節ワルファリン(単独)を選択する

### DVTの治療方法と適応

| | |
|---|---|
| 急性期の薬物療法 | ● ヘパリンとワルファリンの併用<br>● ヘパリンコントロールの目標APTT値：1.5～2.5倍延長<br>● ワルファリンコントロールの目標PT-INR値：2.0(1.5～2.5)<br>● 全身的血栓溶解療法：ウロキナーゼは、初回1日量6～24万単位を点滴静注し、以後漸減し7日間投与 |
| 急性期の観血的治療 | ● カテーテル血栓溶解療法<br>● カテーテル血栓吸引療法<br>● 静脈ステント<br>● 外科的血栓摘除術 |
| 理学治療(運動・圧迫) | ● 術後の理学療法：弾性ストッキングを着用して早期に歩行<br>● 弾性ストッキングは、静脈機能の改善の程度を考慮して、症例ごとに決定。症状の強い症例や静脈機能の推移によっては圧迫圧の高いものに変更し、継続して使用 |

循環器病の診断と治療に関するガイドライン(2008年度合同研究班報告)「肺血栓塞栓症および深部静脈血栓症の診断、治療、予防に関するガイドライン(2009年改訂版)」

### 弾性ストッキングの禁忌、慎重な使用が必要な対象

- 動脈血行障害
  - 足関節血圧：65あるいは80mmHg未満
  - ABI(足関節・上腕血圧比)：0.6あるいは0.7未満
- 蜂窩織炎、血栓性静脈炎などの急性炎症
- 急性期外傷・創傷
- 糖尿病
- うっ血性心不全
- 深部静脈血栓症の急性期

## ケア・処置 ストーマケア

### 人工肛門の種類

| 形状 | | |
|---|---|---|
| | 下部開放型（ドレインパウチ） | 袋の下端部分が空いていて便がたまったら、そこから排出する。便がひんぱんに排泄され、1日複数回袋を空にする必要がある場合に向く |
| | 下部閉鎖型（クローズパウチ） | 袋の排泄口がない。便がたまったら、袋を交換する。便が固形でそれほどひんぱんに排泄されないため、1日1回程度しか袋を空にする必要がない場合に向く |
| | ミニパウチ | 温泉やプールなど目立たせたくないときに短時間利用するもの |
| 種類 | ワンピース型（単品系） | ストーマ袋と面板（皮膚保護材）が一体化しているもので、一括処理できる |
| | ツーピース型（二品系） | 皮膚保護材の付いた面板にストーマ袋を接合するもので、面板を皮膚に粘着させたままストーマ袋を適宜交換できる |

ワンピース型　面板　　ツーピース型　面板　　ストーマ袋
ストーマ袋　　入浴用キャップ

### 人工肛門造設術後の観察のポイント

| 合併症 | 原因 | 観察のポイント | 計画 |
|---|---|---|---|
| ストーマの脱落 | ●腸管断端と腹壁の縫合が外れストーマが腹腔内に脱落する | ●ストーマの高さがしだいに陥没する | ●医師への報告<br>●ストーマ再建術 |
| ストーマの壊死 | ●腸を養う動脈の切断や結紮により栄養されない | ●ストーマの色が暗紫色に変化する | ●脱落するようなら再建術 |
| ストーマの脱出 | ●腹壁切開口が大きすぎるために脱出する | ●ストーマの高さがしだいに上がってくる | ●脱出がひどければ再建術<br>●指での還納 |
| ストーマの狭窄 | ●術後に電気メスで開口する場合に多い | ●便が細い<br>●ストーマに指が入らない | ●フィンガーブジー<br>●再建術 |
| ストーマのヘルニア | ●腹壁の切開口が大きい<br>●手術創にストーマを造った | ●ストーマ周囲の腹壁が盛り上がってくる | ●再手術<br>●サポーターによる固定 |
| ストーマ周囲の皮膚トラブル | ●便による皮膚のかぶれ<br>●装具を剥がすときの機械的刺激<br>●皮膚保護材のアレルギー<br>●腸液の滲出による皮膚の刺激 | ●ストーマ周囲の皮膚の発赤<br>●表皮剥離<br>●びらん<br>●痛み | ●便や腸液が漏れたり、たまり過ぎないように適時交換<br>●無理やり装具を剥がさない<br>●皮膚の清潔 |

# ケア・処置 抗癌薬治療

## 主な消化器癌のレジメン

| 種別 | レジメン | 投与経路 | 投与スケジュール | 主な副作用 |
|---|---|---|---|---|
| 食道癌 | 5-FU+CDDP+放射線療法 | 点滴静注+放射線体外照射 | シスプラチン(ランダ、ブリプラチンなど):1・29日目<br>フルオロウラシル(5-FU):1〜5・29〜33日目<br>放射線:5回/週で6週間 | 悪心・嘔吐、食道炎・口内炎、下痢、骨髄抑制、腎毒性など｜治療開始90日以降に、放射線の晩期毒性(心不全、胸水、放射線性肺臓炎など)が生じる可能性がある |
| 胃癌 | S-1+CDDP | S-1:経口、シスプラチン:点滴静注 | S-1(ティーエスワン):21日間連続投与後14日間休薬<br>シスプラチン(ブリプラチン、ランダなど):8日目に点滴静注 | S-1による粘膜障害・手足症候群(手掌・足底発赤知覚不全症候群)・白血球減少・色素沈着、CDDPによる消化器症状・腎障害・聴力低下・末梢神経障害 |
| 大腸癌 | FOLFOX (mFOLFOX6):5-FU+l-LV+L-OHP | 点滴静注(皮下埋め込み型ポートと携帯用インフューザーポンプ) | レボホリナート(アイソボリン)とオキサリプラチン(エルプラット)を点滴投与後、フルオロウラシル(5-FUなど)を急速静注→46時間持続点滴静注 | L-OHPによる末梢神経障害、食欲不振、悪心・嘔吐、下痢・便秘、好中球減少、アナフィラキシー(過敏反応) |
| | FOLFIRI:5-FU+l-LV+CPT11 | 点滴静注(皮下埋め込み型ポートと携帯用インフューザーポンプ) | レボホリナート(アイソボリン)とイリノテカン(トポテシン、カンプト)を点滴投与後、フルオロウラシル(5-FUなど)を急速静注→46時間持続点滴静注 | CPT-11による下痢、好中球減少 |
| | ベバシズマブ | 点滴静注 | ベバシズマブ(アバスチン)投与後、続けてFOLFOXまたはFOLFIRIを実施 | 消化管穿孔、創傷治癒遅延、出血、血栓塞栓症、高血圧、可逆性後白質脳症症候群、蛋白尿 |
| | セツキシマブあるいはパニツムマブ | 点滴静注 | セツキシマブあるいはパニツムマブ単独投与。投与後に続けてFOLFOXまたはFOLFIRIを実施する場合もある | ざ瘡様皮疹<br>セツキシマブ:インフュージョンリアクション(気管支痙攣、蕁麻疹、低血圧、意識消失) |

# ケア・処置 抗癌薬治療

## 主な消化器癌のレジメン

| 種別 | レジメン | 投与経路 | 投与スケジュール | 主な副作用 |
|---|---|---|---|---|
| 膵癌 | GEM | 点滴静注 | ゲムシタビン(ジェムザール)を1週1回、3週連続投与後、1週間休薬 | 骨髄抑制、悪心、食欲不振、全身倦怠感、GEM点滴時間が60分以上になると、骨髄抑制や肝機能障害などの副作用の頻度・程度が増加 |
| | GEM+エルロチニブ | 点滴静注+経口 | 通常のゲムシタビン(ジェムザール)のスケジュールに加え、エルロチニブ(タルセバ)を1日1回連日投与 | 食欲不振、下痢、皮疹、間質性肺疾患、GEM点滴時間が60分以上になると、骨髄抑制や肝機能障害などの副作用の頻度・程度が増加 |
| | S-1 | 経口 | S-1(ティーエスワン)を1日2回、28日間投与後、14日間休薬 | 下痢、口内炎、骨髄抑制 |
| 肝細胞癌 | ソラフェニブ | 経口 | ソラフェニブ(ネクサバール)を1日2回経口、3週間毎に反復 | 手足症候群、発疹、脱毛、下痢、高血圧、悪心・嘔吐/出血(消化管、気道、脳、口腔内、鼻、爪床、血腫) |
| | 5-FU+CDDP | 動注 | シスプラチン(ランダ、ブリプラチンなど):1~5日、2日休薬 フルオロウラシル(5-FU):1~5日、2日休薬 | 悪心・嘔吐、食道炎・口内炎、下痢、骨髄抑制、腎毒性など |

## 副作用時の使用薬剤

| 骨髄抑制 | | G-CSF(顆粒球コロニー刺激因子):ノイトロジン、グラン、ノイアップ |
|---|---|---|
| 悪心、食欲不振 | 催吐性リスク高度 | アプレピタント(イメンド)+5HT$_3$受容体拮抗薬+デキサメタゾン |
| | 催吐性リスク中等度 | 5HT$_3$受容体拮抗薬+デキサメタゾン、カルボプラチン、イホスファミド、イリノテカン、メトトレキサートなどではアプレピタントを追加併用 |
| | 催吐性リスク軽度 | デキサメタゾン、状況に応じて、プロクロルペラジンやメトクロプラミド |
| 間質性肺炎 | | メチルプレドニゾロン |
| 発疹 | | レスタミン |
| | | ポララミン |
| 口内炎 | | ポビドンヨード、アズレン酸、アムホテリシンB、アロプリノール |

## ケア処置 消化器科で使う薬

### 健胃消化薬・消化管運動調整薬

| 分類 | | 一般名 | 主な製品名 | 主な副作用 |
|---|---|---|---|---|
| 健胃消化薬（総合健胃薬） | | | S・M配合散、FK配合散 | ●全般的に副作用は少ない。<br>●まれに便秘など |
| 消化酵素薬 | | ジアスターゼ | ジアスターゼ | ●発疹など |
| | | タカヂアスターゼ | タカヂアスターゼ | |
| | | パンクレアチン | パンクレアチン | |
| 消化管運動改善薬 | 消化管機能調整薬 | メトクロプラミド | プリンペラン | ●手指の振戦、筋硬直などの中枢神経症状<br>●眠気、女性化乳房、月経異常<br>●その他：まれに下痢や腹痛など |
| | | ドンペリドン | ナウゼリン | |
| | | トリメブチン | セレキノン | |
| | 消化管機能促進薬 | アクラトニウム | アボビス | |
| | | ベタネコール | ベサコリン | |
| | | モサプリド | ガスモチン | |
| | | イトプリド | ガナトン | |

### 消化性潰瘍治療薬（攻撃因子抑制薬）

| | 一般名 | 主な製品名 | 主な副作用 |
|---|---|---|---|
| H₂受容体拮抗薬（H₂ブロッカー） | ファモチジン | ガスター | ●全般的に副作用は少ない<br>●まれに顆粒球（白血球のうち、好中球、好酸球、好塩基球）減少、便秘症など |
| | ラニチジン | ザンタック | |
| | シメチジン | タガメット | |
| | ロキサチジン | アルタット | |
| | ニザチジン | アシノン | |
| | ラフチジン | プロテカジン | |
| プロトンポンプ阻害薬（PPI） | オメプラゾール | オメプラール、オメプラゾン | ●頭痛、めまい、AST・ALT・ガストリンの上昇など |
| | ランソプラゾール | タケプロン | |
| | ラベプラゾール | パリエット | |
| | エソメプラゾール | ネキシウム | |
| 選択的ムスカリン受容体拮抗薬 | ピレンゼピン | ガストロゼピン | ●口渇、便秘、下痢、排尿困難など |
| 抗コリン薬 | ピペリドレート | ダクチル | ●口渇、心悸亢進、排尿困難、視調節障害など |
| | ブチルスコポラミン | ブスコパン | |
| | ブトロピウム | コリオパン | |
| | チメピジウム | セスデン | |
| | プロパンテリン | プロ・バンサイン | |
| | N-メチルスコポラミン | ダイピン | |
| | オキサピウム | エスペラン | |
| 抗ガストリン薬 | プログルミド | プロミド | ●発疹、便秘、顔面紅潮など |

# ケア・処置 消化器科で使う薬

## 消化性潰瘍治療薬(防御因子増強薬)

| | 一般名 | 主な製品名 | 主な副作用 |
|---|---|---|---|
| プロスタグランジン(PG)製剤 | ミソプロストール | サイテック | ● 下痢、腹痛<br>● 妊産婦には禁忌 |
| | エンプロスチル | カムリード | |
| 粘膜保護薬 | スクラルファート | アルサルミン | ● 便秘、発疹、蕁麻疹 |
| | エカベト | ガストローム | ● 悪心、下痢、便秘など |
| | テプレノン | セルベックス | ● 肝障害、便秘、下痢 |
| | レバミピド | ムコスタ | ● ショック、肝障害、発疹、便秘など |
| | ソファルコン | ソロン | ● 肝障害、便秘、口渇など |
| 組織修復・粘液産生分泌促進薬 | アズレン | アズノール | ● 悪心・嘔吐、便秘、口渇 |
| | ゲファルナート | ゲファニール | |
| | アルジオキサ | イサロン、アランタ | ● 便秘 |
| | セトラキサート | ノイエル | ● 便秘、悪心・嘔吐、発疹など |
| | トロキシピド | アプレース | ● ショック、肝障害、便秘など |
| | ベネキサート | ウルグート | ● 悪心、便秘、肝障害、掻痒感など |
| | ポラプレジンク | プロマック | ● 肝障害、発疹、蕁麻疹など |
| 抗ドパミン薬 | スルピリド | ドグマチール、アビリット、ミラドール | ● 錐体外路症状 |

## ヘリコバクターピロリ除菌薬

| | | 一般名 | 製品名 | 除菌治療に伴う副作用 |
|---|---|---|---|---|
| 一次除菌療法 | 1. | ランソプラゾール<br>オメプラゾール<br>ラベプラゾール<br>エソメプラゾール | タケプロン<br>オメプラール<br>パリエット<br>ネキシウム | ● 下痢、軟便<br>● 味覚異常<br>● 舌炎、口内炎<br>● 皮疹<br>● その他(腹痛、放屁、腹鳴、便秘、頭痛、肝障害、めまい、瘙痒感) |
| | 2. | アモキシシリン | アモリン、サワシリン | |
| | 3. | クラリスロマイシン | クラリス、クラリシッド | |
| 二次除菌療法 | 1. | ランソプラゾール<br>オメプラゾール<br>ラベプラゾール<br>エソメプラゾール | タケプロン<br>オメプラール<br>パリエット<br>ネキシウム | |
| | 2. | アモキシシリン | アモリン、サワシリン | |
| | 3. | メトロニダゾール | フラジール、アズゾール | |

3剤併用療法:1.より1剤選択し、2.と3.を同時併用

## ケア・処置

### 止瀉薬

| 分類 | 一般名 | 主な製品名 | 主な副作用 |
|---|---|---|---|
| 腸運動抑制薬 | ロペラミド | ロペミン | ●まれに発疹や腹痛などの消化器症状 |
|  | トリメブチン | セレキノン |  |
|  | ロートエキス | ロートエキス |  |
| 収斂薬 | タンニン酸アルブミン | タンナルビン | ●まれに食欲不振、便秘など |
|  | ベルベリン | フェロベリン |  |
|  | ビスマス製剤 | 次硝酸ビスマス、次没食子酸ビスマス |  |
| 吸着薬 | 天然ケイ酸アルミニウム | アドソルビン | ●まれに嘔吐などの消化器症状 |
|  | ジメチコン | ガスコン |  |
| 整腸薬乳酸菌製剤 | ビフィズス菌製剤 | ラックビー | ●まれに便秘など |
|  | ラクトミン製剤 | ビオフェルミン |  |

### 過敏性腸症候群治療薬

| 分類 | 一般名 | 主な製品名 | 主な副作用 |
|---|---|---|---|
| 下痢型 | ラクトミン製剤 | ビオフェルミン | ●特になし |
|  | ビフィズス菌製剤 | ビフィダー、ラックビー |  |
|  | 耐性乳酸菌製剤 | エンテロノン-R、ラックビーR |  |
|  | トリメブチン | セレキノン | ●便秘、下痢など |
|  | ラモセトロン | イリボー | ●便秘 |
|  | メペンゾラート | トランコロン | ●視調節障害、めまい、口渇 |
| 便秘型 | 酸化マグネシウム | 酸化マグネシウム | ●高Mg血症 |
|  | モサプリド | ガスモチン | ●下痢、軟便、腹痛 |
| 交替型 | ポリカルボフィル | ポリフル、コロネル | ●悪心・嘔吐 |

### 炎症性腸疾患治療薬

| 分類 | 一般名 | 主な製品名 | 主な副作用 |
|---|---|---|---|
| アミノサリチル酸系製剤 | サラゾスルファピリジン | サラゾピリン | ●肝障害、間質性肺炎、発熱、皮疹、食欲不振、悪心 |
|  | メサラジン | ペンタサ、アサコール |  |
| ステロイド薬 | プレドニゾロン | プレドニン | ●感染症の悪化・誘発、糖尿病の誘発・悪化、消化性潰瘍、骨粗鬆症、脂肪沈着（満月様顔貌） |
|  | ヒドロコルチゾン | コートリル |  |
|  | ベタメタゾン | リンデロン、ステロネマ |  |
| 生物学的製剤 | インフリキシマブ | レミケード | ●感染症、結核、ループス様症候群、脱髄疾患、間質性肺炎など |
|  | アダリムマブ | ヒュミラ |  |
| 免疫抑制薬 | アザチオプリン | イムラン | ●骨髄抑制、肝障害、急性膵炎 |
|  | タクロリムス | プログラフ |  |
|  | シクロスポリン | サンディミュン |  |

99

## ケア・処置 消化器科で使う薬

### 下剤

| | 分類 | 一般名 | 主な製品名 | 主な副作用 |
|---|---|---|---|---|
| 機械的下剤 | 塩類下剤 | 酸化マグネシウム | 酸化マグネシウム、マグミット、マグラックス | ●下痢 |
| | | 硫酸マグネシウム水和物 | 硫酸マグネシウム | |
| | | 水酸化マグネシウム | ミルマグ | |
| | 膨張性下剤 | カルメロース | バルコーゼ | |
| | 浸潤性下剤 | ジオクチルソジウム | ビーマス配合 | |
| | 糖類下剤 | ラクツロース | ラクツロース、モニラック | |
| 刺激性下剤 | 小腸刺激性下剤 | ヒマシ油 | ヒマシ油 | ●腸粘膜の炎症、腹痛、悪心・嘔吐 |
| | 大腸刺激性下剤 | ピコスルファート | ラキソベロン | |
| | | センノシド | プルゼニド、センノサイド | |
| | | センナ | アローゼン、アジャストA | |
| | 直腸刺激性下剤 | ビザコジル | テレミンソフト坐 | |
| | | 炭酸水素ナトリウム・無水リン酸 | 新レシカルボン坐 | |
| 浣腸剤 | グリセリン浣腸 | グリセリン | グリセリン | ●腹痛、直腸不快感、血圧変動 |

### B型・C型肝炎治療薬

| 分類 | 治療対象 | 一般名 | 主な製品名 | 主な副作用 |
|---|---|---|---|---|
| インターフェロン(IFN)製剤 | HCV・HBV | IFNα | スミフェロン、オーアイエフ | 発熱や悪寒、全身倦怠感などのインフルエンザ様症状、自殺企図、抑うつ状態、甲状腺機能異常、間質性肺炎、糖尿病の悪化 |
| | | IFNα-2b | イントロンA | |
| | | IFNβ | フエロン | |
| | | PEG-INFα-2a | ペガシス | |
| | | PEG-INFα-2b | ペグイントロン | |
| 抗肝炎ウイルス薬 | HCV | リバビリン | レベトール、コペガス | ●間質性肺炎、肝障害[リバビリン] ●篤な皮膚症状、急性腎不全、貧血[テラプレビル、PEG-IFN、リバビリンの併用療法] |
| | | テラプレビル | テラビック | |
| | | シメプレビル | ソブリアード | |
| | HBV | ラミブジン | ゼフィックス | |
| | | アデホビル ピボキシル | ヘプセラ | |
| | | エンテカビル | バラクルード | |

## ケア・処置

### 肝機能改善薬

| 一般名 | 主な製品名 | 主な副作用 |
|---|---|---|
| グリチルリチン製剤 | 強力ネオミノファーゲンシー、グリチロン | ●偽アルドステロン症、血清K低下、血圧上昇など |
| タウリン | タウリン | ●便秘、下痢、腹部不快感 |
| チオプロニン | チオラ | ●中毒性表皮壊死融解症、天疱瘡様症状、間質性肺炎など |
| ジクロロ酢酸ジイソプロピルアミン | リバオール | ●頭痛、口渇、腹痛など |
| グルタチオン | タチオン | ●発疹、食欲不振、悪心・嘔吐 |
| マロチラート | カンテック | ●黄疸、発疹、嘔吐など |

### 肝不全治療薬

| 一般名 | 主な製品名 | 主な副作用 |
|---|---|---|
| グルタミン酸アルギニン | アルギメート | ●しびれ感、顔面つっぱり、熱感など |
| グルタミン酸ナトリウム | アンコーマ | |
| アミノ酸配合 | アミノレバン、モリヘパリン | ●悪心・嘔吐、低血糖、発疹など |
| 分岐鎖アミノ酸製剤 | リーバクト | ●腹部膨満、嘔気、下痢、便秘など |
| ラクツロース | ラクツロース、モニラック | ●下痢など |
| ラクチトール | ポルトラック | ●下痢、悪心、腹部膨満など |

### 胆道疾患治療薬

| 分類 | | 一般名 | 主な製品名 | 主な副作用 |
|---|---|---|---|---|
| 催胆薬 | 水利胆薬 | デヒドロコール酸 | デヒドロコール酸 | ●下痢、悪心・嘔吐 |
| | 胆汁酸利胆薬（胆石溶解薬） | ウルソデオキシコール酸 | ウルソ | |
| | | ケノデオキシコール酸 | チノ | |
| 排胆薬 | | フロプロピオン | コスパノン | ●特になし |
| | | トレピブトン | スパカール | |
| | | パパベリン | 塩酸パパベリン | |

### 膵疾患治療薬：蛋白分解酵素阻害薬

| 一般名 | 主な製品名 | 主な副作用 |
|---|---|---|
| ガベキサート | エフオーワイ | ●ショック、アナフィラキシー、肝障害、注射部位の血管痛、発疹など |
| カルモスタット | フオイパン | |
| ナファモスタット | フサン | |
| ウリナスタチン | ミラクリッド | |

## ケア・処置 消化器科で使う薬

### 制吐薬

| 分類 | | 一般名 | 主な製品名 | 主な副作用 |
|---|---|---|---|---|
| 中枢性制吐薬 | 抗ヒスタミン薬 | ジフェンヒドラミン | トラベルミン | ●眠気 |
| | | ジメンヒドリナート | ドラマミン | |
| | 精神神経用薬 | クロルプロマジン | ウインタミン、コントミン | ●眠気、活力低下、集中力低下、反射運動緩慢 |
| | | ペルフェナジン | トリラホン、ピーゼットシー | |
| | | プロクロルペラジン | ノバミン | |
| 末梢性制吐薬 | 局所麻酔薬 | アミノ安息香酸エチル | アネステジン | ●過敏症 |
| | | オキセサゼイン | ストロカイン | |
| | 抗コリン薬 | アトロピン | 硫酸アトロピン | ●散瞳による視力調節障害、まれにショック |
| | | ロートエキス | ロートエキス | |
| | | ブトロピウム | コリオパン | |
| | | ブチルスコポラミン | ブスコパン | |
| | セロトニン受容体作動薬 | モサプリド | ガスモチン | ●劇症肝炎、好酸球増加、下痢・軟便など |
| | オピアト作動薬 | トリメブチン | セレキノン | ●肝障害、便秘、下痢など |
| | ドパミン受容体拮抗薬 | イトプリド | ガナトン | ●ショック、肝障害、便秘、下痢など |
| 中枢性・末梢性制吐薬 | ドパミン-2(D2)受容体拮抗薬 | プロクロルペラジン | ノバミン | ●手指の振戦、筋硬直などの中枢神経症状、眠気、女性化乳房、月経異常 |
| | | メトクロプラミド | プリンペラン | |
| | | ドンペリドン | ナウゼリン | |
| | 5-HT$_3$受容体拮抗薬 | グラニセトロン | カイトリル | ●ショック、アナフィラキシー様症状、頭痛、不眠、発熱など |
| | | オンダンセトロン | ゾフラン | |
| | | アザセトロン | セロトーン | |
| | | ラモセトロン | ナゼア | |
| | | トロピセトロン | ナボバン | |
| | | インジセトロン | シンセロン | |
| | | パロノセトロン | アロキシ | |
| | 選択的ニューロキニン(NK$_1$)受容体拮抗薬 | アプレピタント | イメンド | ●十二指腸潰瘍、アナフィラキシー反応 |
| | | ホスアプレピタント | プロイメンド | |

# ケア・処置

## 抗癌薬

| 分類 | | 一般名 | 主な製品名 | 主な副作用 |
|---|---|---|---|---|
| アルキル化薬 | マスタード類 | シクロホスファミド | エンドキサン | ●出血性膀胱炎、脱毛、間質性肺炎、抗利尿ホルモン不適合分泌症候群(SIADH)、急性心不全(高用量使用時)[シクロホスファミド]<br>●下痢[ダカルバジン]<br>●蓄積性肺毒性[ブスルファン] |
| | | ブスルファン | マブリン、ブスルフェクス | |
| | | イホスファミド | イホマイド | |
| | その他 | ダカルバジン | ダカルバジン | |
| 代謝拮抗薬 | 葉酸拮抗薬 | メトトレキサート | メソトレキセート | ●腎障害、口内炎[メトトレキセート大量療法]<br>●出血性腸炎(脱水)、間質性肺炎、肺障害、口内炎、手足症候群、下痢[5-FU]<br>●シタラビン症候群[シタラビン] |
| | ピリミジン拮抗薬 | フルオロウラシル | 5-FU | |
| | | カペシタビン | ゼローダ | |
| | | テガフール・ギメラシル・オテラシルカリウム配合 | ティーエスワン | |
| | | シタラビン | キロサイド | |
| | | ゲムシタビン | ジェムザール | |
| | プリン拮抗薬 | メルカプトプリン | ロイケリン | |
| | | フルダラビン | フルダラ | |
| | | ペントスタチン | コホリン | |
| | | クラドリビン | ロイスタチン | |
| | その他 | レボホリナート | アイソボリン | |
| | | ホリナート | ロイコボリン | |
| | | L-アスパラギナーゼ | ロイナーゼ | |
| 抗腫瘍性抗生物質 | アントラサイクリン系 | ドキソルビシン | アドリアシン、ドキシル | ●口内炎、脱毛<br>●肺線維症[ブレオマイシン]<br>●心毒性[アントラサイクリン系] |
| | | エピルビシン | ファルモルビシン | |
| | その他 | ブレオマイシン | ブレオ | |

## ケア・処置 消化器科で使う薬

### 抗癌薬

| 分類 | | 一般名 | 主な製品名 | 主な副作用 |
|---|---|---|---|---|
| 微小管阻害薬（植物アルカロイド） | ビンカアルカロイド | ビンクリスチン | オンコビン | ●末梢神経障害、口内炎、脱毛、関節痛、筋肉痛、便秘［ビンクリスチン］<br>●体液貯留、皮膚毒性（手足症候群、爪の変形など）［パクリタキセル］ |
| | | ビンデシン | フィルデシン | |
| | | ビノレルビン | ナベルビン | |
| | タキサン | パクリタキセル | タキソール | |
| | | アルブミン結合パクリタキセル | アブラキサン | |
| | | ドセタキセル | タキソテール | |
| ホルモン類似薬 | | アナストロゾール | アリミデックス | ●熱感、ほてり、関節痛、悪心<br>●視力異常［タモキシフェン］ |
| | | タモキシフェン | ノルバデックス、タスオミン | |
| | | ビカルタミド | カソデックス | |
| | | リュープロレリン | リュープリン | |
| 白金製剤 | | シスプラチン | ランダ、ブリプラチン、アイエーコール | ●悪心<br>●腎障害、口内炎、末梢神経障害［シスプラチン］<br>●急性末梢神経障害［オキサリプラチン］ |
| | | オキサリプラチン | エルプラット | |
| | | カルボプラチン | パラプラチン | |
| トポイソメラーゼ阻害薬 | | イリノテカン | トポテシン、カンプト | ●末梢神経障害、頭痛、脱毛<br>●下痢［イリノテカン］ |
| | | エトポシド | ペプシド、ラステット | |
| 分子標的治療薬 | モノクローナル抗体 | トラスツズマブ | ハーセプチン | ●インフュージョンリアクション［モノクローナル抗体薬］<br>●手足症候群［スニチニブ、ソラフェニブ］<br>●間質性肺炎［ゲフィチニブ、エルロチニブ］<br>●ざ瘡様皮疹、亀裂、爪囲炎、皮膚乾燥［セツキシマブ、パニツムマブ、ゲフィチニブ、エルロチニブ、ソラフェニブ、スニチニブ］<br>●高血圧［ベバシズマブ、スニチニブ］ |
| | | リツキシマブ | リツキサン | |
| | | ゲムツズマブオゾガマイシン | マイロターグ | |
| | | ベバシズマブ | アバスチン | |
| | | セツキシマブ | アービタックス | |
| | | パニツムマブ | ベクティビックス | |
| | 小分子 | ゲフィチニブ | イレッサ | |
| | | イマチニブ | グリベック | |
| | | ボルテゾミブ | ベルケイド | |
| | | エルロチニブ | タルセバ | |
| | | ソラフェニブ | ネクサバール | |
| | | スニチニブ | スーテント | |
| | レチノイン | トレチノイン | ベサノイド | |

# 精神・心理 精神・心理的因子と消化器疾患

## 消化器心身症

| 心身症 | ●発症や経過に心理社会的な因子が密接に関与し、器質的ないし機能的障害が認められる病態 |
|---|---|
| 消化器系心身症 | ●機能性消化管障害（過敏性腸症候群、機能性胃腸症）、胃・十二指腸潰瘍、機能性胆道障害、潰瘍性大腸炎、食道アカラシア、機能性嘔吐、空気嚥下症など |
| 機能性消化管障害 | ●器質的変化によらない消化器症状が長期間持続、もしくは寛解・再燃を繰り返す疾患群（59頁参照）<br>●大腸を中心とした消化管運動の異常、消化管知覚閾値の低下、ストレスなどの心理的要因、ライフスタイルの歪みなどが要因<br>●ストレスによる症状の発症・増悪が特徴的<br>●心理機制にはうつ病、不安障害、身体表現性障害がある |
| 潰瘍性格 | ●几帳面で何事もきっちりしていないと気がすまない<br>●周囲の人たちへの配慮が行き届いていて、自分の考え・感情を抑圧している<br>●細かいことによく気がつき、凝り性である<br>●頑固で、融通が利かず、いったん決めたことがらを貫く<br>●勤勉で、責任感が強いために、会社や社会環境に対して過剰適応してしまう |

## 器質性／症状性精神障害

| 器質性 | | 直接、脳に病変があり精神症状が現れるもの |
|---|---|---|
| 症状性 | | 脳以外の身体病変のため二次的に脳が障害されて精神症状が現れるもの |
| 症状性の原因 | 内分泌疾患 | 甲状腺機能亢進症、甲状腺機能低下症、クッシング症候群、アジソン病 |
| | 代謝性疾患 | 尿毒症、肝性脳症、低血糖性脳症 |
| | 免疫疾患 | 後天性免疫不全症候群（AIDS）、全身性エリテマトーデス（SLE） |
| | 栄養障害 | ビタミン$B_1$欠乏症、ニコチン酸欠乏症 |
| | その他、環境等 | 産褥精神病、マタニティブルーズ、手術後精神病、ICU症候群、長期透析による合併症 |
| | 向精神薬以外の薬品 | ステロイド、降圧薬、インターフェロン |
| 疾患・症状 | 意識障害 | 大脳皮質または皮質下の広範な障害、視床下部の病変、または脳幹の上行性網様体賦活系の障害により起こる、認知機能と意識機能が低下した状態 |
| | せん妄 | 軽度ないし中等度の意識混濁に、活発な妄想、幻覚、強い恐怖、不穏、興奮、あるいは活動性の低下などの意識変容を伴う器質性の意識障害 |
| | 認知症 | 全般的で持続的な知的能力の低下や記憶障害の持続する慢性の脳器質性障害 |
| | その他 | 原因の特定できない身体的不調（不定愁訴）、活動性・意欲の低下、うつ |

# 精神・心理 ストレスマネジメント

## ストレスとストレッサー

| | | |
|---|---|---|
| ストレス | 心身の負担になるような刺激や状況によって、個体の内部に生じる緊張・不安状態 | ●ラザラスのストレス理論 |
| ストレッサー | ストレスを生じさせる、心身の負担になる外部からの有害な刺激 | |
| | 物理・化学的 | 寒冷、暑熱、騒音、化学物質、ニコチン、アルコールなど |
| | 身体的 | 内分泌の障害、栄養失調、細菌、筋肉労働、妊娠など |
| | 心理的 | 不安、緊張、恐怖、興奮など |
| | 社会・環境的 | 心理的に影響を及ぼす日常のさまざまな出来事 |
| コーピング | ●ストレス状況下において、その身体的・心理的影響を解消、または軽減するために、行われる取り組み<br>●ストレスに対するコントロールがうまくいかないと不適応を起こし、心身症や、急性ストレス反応、外傷後ストレス障害、適応障害といった疾患として現れる<br>●①問題やストレス状況そのものを処理しようとする問題解決志向性の行動、②その状況により引き起こされた感情を処理しようとする感情指向型の行動の2つに分類できる | |

ラザラスのストレス理論:
ストレッサー → 認知的評価 → コーピング(対処) → ストレス反応

## ストレスコーピングのタイプ（ラザラスによる）

| | |
|---|---|
| 計画型 | 問題解決に向けて計画的に対処したり、いろいろな解決法を検討してみる |
| 対決型 | 困難な状況を変えようとして積極的に努力する。危険、失敗を承知で問題や相手にぶつかる |
| 社会的支援模索型 | 問題解決のために他人や相談所などに援助を求める |
| 責任受容型 | 誤った自分の行動を素直に自覚し、反省する、場合によっては謝罪する |
| 自己コントロール型 | 自分の感情や考えを外にあらわさない。問題に慎重に対処する |
| 逃避型 | 問題から心理的に逃げ出すことを考えたり、問題を忘れるためにアルコールや薬物を使用したり、感情を人に当たり散らす |
| 隔離型 | 問題は自分と関係がないと思う。問題や苦しみを忘れようとする |
| 肯定評価型 | 困難を解決した経験をも重視し、体験することにより、自己発見、自己啓発、自己改革などにつなげていく |

## ストレスマネジメント

| | |
|---|---|
| ストレッサーの調整 | ストレッサーのリストアップ、タイムマネジメント訓練、コミュニケーショントレーニング |
| ストレス反応の調整 | リラクセーション、注意力トレーニング（イメージトレーニング、注意力転換セラピー） |
| ストレス認知プロセスの調整 | 認知再構成法 |

# 精神・心理 せん妄
## せん妄の診断・原因

### せん妄の診断基準(DSM-5；2013)

A. 注意の障害(集中し、維持し、他に転じる能力の低下)と認識の障害(環境を認識する能力の低下)

B. 障害は短時間のうちに出現し(たいてい数時間から数日)、注意や認識の重症度は1日のうちで変動することがある

C. 認知機能の障害が加わる(記憶欠損、失見当識、言語や視覚認知、理解力の低下)

D. 診断基準のAとCの障害は、すでに先行し、確定され、または進行中の神経認知障害ではうまく説明できず、昏睡状態のような重度の覚醒レベルの低下は起きない

E. 病歴、身体診察、臨床検査所見からその障害が一般身体疾患の直接的な生理学的結果、中毒、離脱、毒物にさらされた状態、複数の病因により引き起こされたという証拠がある

● サブタイプ

| 急性 | 数時間から数日続くもの |
|---|---|
| 遷延性 | 週または月単位で続くもの |

● サブタイプ

| 過活動型 | 精神運動レベルが活発で気分不安定、興奮、または/もしくは、医療ケアに非協力的 |
|---|---|
| 低活動型 | 精神運動レベルは低活動で、介入に対して無気力でのろい |
| 混合型 | 精神運動レベルは通常だが注意や認識の障害がある、また活動レベルは急速に変動する |

高橋由佳、天野直二. 新しい診断基準"DSM-5"の特徴とせん妄患者ケアのポイント. エキスパートナース 2014; 30: 13-18より引用. 原文American Psychiatric Association. Diagnostic and Statistical Manual of Mental Disorders, Fifth Edition. 2013. 翻訳は著者による

### せん妄の原因

| 直接因子 | 限局性または広汎性の脳疾患：脳血管障害・脳腫瘍・脳圧亢進・脳炎・髄膜炎・てんかん重積状態・てんかん発作後の意識障害 |
|---|---|
| | 二次的に脳に影響を及ぼす脳以外の身体疾患：尿毒症・肝不全・呼吸不全・心不全・低血糖・肺炎・敗血症など |
| | 依存性薬物からの離脱：アルコール・抗不安薬など |
| | 中枢神経系に作用する薬物の使用：抗コリン薬・抗てんかん薬など |
| 準備因子 | 高齢、脳血管障害、認知症、薬物中毒、脱水など |
| 誘発因子 | 入院による環境の変化、ICU・SCUなどにおける過剰刺激、治療に伴う行動制限・術後のラインにつがれている状態、疼痛、睡眠妨害要因、心理的ストレス、感覚遮断、拘禁状況、せん妄を起こしやすい薬剤の使用など |

### せん妄を発症する可能性が高い患者の条件

①認知症がある
②ライン類が挿入されている
③睡眠障害がある
④緊急入院である
⑤治療のため安静を強いられている

# 精神・心理 せん妄
## せん妄のマネジメント

### せん妄の前兆

- 不安気でいらいらしている
- 不機嫌に押し黙る
- 憂うつそう
- 呑気
- はしゃぐ
- 落ち着きがない
- ぼんやりとして何もしない
- 集中できない
- 注意が散漫となる
- 考えがまとまらない
- 会話のつじつまが合わない
- 不眠
- うとうとしがち
- 迫真性のある夢・悪夢を見る
- 一過性の錯覚・幻覚がある
- 音や光に敏感になる

### せん妄のマネジメント

| | |
|---|---|
| アセスメント | ●せん妄の直接原因、誘発因子の同定 |
| せん妄の直接因子の治療 | ●せん妄の原因となっている基礎疾患への対応 |
| 誘発因子への対策 | ●基本的ニーズの充足<br>●環境の調整<br>●心身のストレス緩和 |
| 患者と家族に対する支持療法 | ●せん妄の症状と対応の仕方を知ってもらう<br>●家族の困惑を軽減する |
| 向精神薬による対症療法 | ●患者の興奮を軽減するため、ハロペリドール、リスペリドンなどの抗精神病薬を必要最小限用いる<br>●錐体外路症状、悪性症候群に注意する |

### せん妄誘発因子への対策

| | | |
|---|---|---|
| 基本的ニーズの充足 | | 水・電解質・ビタミン・栄養バランスの維持<br>睡眠と活動のバランスの維持<br>排泄ケア<br>安楽の維持 |
| 環境の調整 | 現実検討を高める | ●大きな字のカレンダーや時計を置く<br>●明かりを調整して朝と昼のサイクルがわかるようにする<br>●壁に絵や写真をかけ色調を工夫する<br>●メガネや補聴器、テレビやラジオを使用して感覚遮断を減らす<br>●家族の面会を求めるとともに、家族の写真を置く |
| | 環境を整える | ●頻繁に訪室するなど患者の不安の軽減に努める<br>●転倒などが起こらない安全な環境を整える<br>●ドレーンやラインの自己抜去を予防し、必要性を見直して必要がなければ早急に抜去する<br>●不動の状態になるのを避け、体位変換や早期離床を促す<br>●夜間の光の漏れや騒音に注意する |
| 心身のストレス緩和 | | ●疼痛コントロールなど身体的苦痛を緩和する |

## 精神・心理

### せん妄・うつ病・認知症の比較

| | せん妄 | うつ病 | 認知症 |
|---|---|---|---|
| 定義 | ●意識混濁、注意集中困難、思考の混乱および／または意識レベルの低下を特徴とする医学的な緊急状態 | ●一連のうつ症状がほとんどの日々、ほとんどの時間、少なくとも2週間にわたって見られ、症状がその個人らしくないほど激しい状態 | ●短期記憶、意思の疎通、言語、判断力、推理力、抽象的思考に影響するような認知処理能力の漸進的かつ連続的低下 |
| 発症 | ●注意集中困難や意識障害が突然発症(数時間から数日) | ●最近の説明のつかない気分の変化。少なくとも2週間続く | ●記憶障害(近時記憶障害)から初発し、段階的(数か月から数年) |
| 経過 | ●短期(数日から数週間続く)、症状は日周的変動、夜間や暗いとき、覚醒時に悪化、治療による回復が可能 | ●通常は治療による回復が可能。しばしば朝に悪化 | ●慢性進行性(年単位)、回復不能 |
| 思考力・精神症状 | ●注意集中力、認識力、理解力、思考力の変動<br>●誤解・錯覚 | ●記憶力、集中力、思考力の減退、自尊感情の低下<br>●貧困妄想、罪業妄想、身体化障害 | ●記憶力プラス以下の1つあるいはそれ以上の症状を伴う認知能力の低下：失語、失行、失認および／または実行機能<br>●物盗られ妄想、被害妄想、幻覚 |
| 睡眠 | ●妨げられるが決まったパターンはない。その日によって異なる | ●妨げられる<br>●早朝に目覚める、または過剰睡眠 | ●個人に特有のパターンで妨げられることがある |
| 気分 | ●感情の変動――激しい表出、怒り、泣く、恐れる | ●気分の落ち込み<br>●興味または楽しみの低下<br>●食欲の変化(過食または食欲不振)<br>●自殺念慮/企図がありうる | ●認知症初期に気分の落ち込み<br>●うつ病の有病率が高まることがあるが、無気力がより一般的な症状であり、うつ病と混同されることがある |

## 付録　消化器領域で用いる略語

| 数字・記号 | |
|---|---|
| γ-GTP | gamma-glutamyl transpeptidase γ-グルタミル・トランスペプチダーゼ |
| 3DS | dental, drug, delivery system 3DS除菌治療 |
| 5-FU | fluorouracil 5-フルオロウラシル |
| 5-FU/CDDP | 5-fluorouracil, cisplatin 5-フルオロウラシル＋シスプラチン併用療法 |
| 5HT | 5-hydroxytryptamine 5-ヒドロキシトリプタミン |

| A | |
|---|---|
| A | ascending colon 上行結腸 |
| A/G | albumin-globulin ratio アルブミン・グロブリン比 |
| AAA | abdominal aortic aneurysm 腹部大動脈瘤 |
| abd | abdomen 腹部 |
| AC | acute cholecystitis 急性胆嚢炎 |
| AC | alcoholic cirrhosis アルコール性肝硬変 |
| AC | arm circumference 上腕周囲長 |
| ADL | activities of daily living 日常生活動作 |
| Ae | abdominal esophagus 腹部食道 |
| AED | automated external defibrillator 自動体外式除細動器 |
| AF | ascitic fluid 腹水 |
| AF | atrial flutter 心房粗動 |
| Af | atrial fibrillation 心房細動 |
| AFP | α-fetoprotein α-胎児蛋白 |
| AGE | acute gastroenteritis 急性胃腸炎 |
| AGML | acute gastric mucosal lesion 急性胃粘膜病変 |
| AH | acute hepatitis 急性肝炎 |
| AH | alcoholic hepatitis アルコール性肝炎 |
| AHP | acute hemorrhagic pancreatitis 急性出血性膵炎 |
| AIDS | acquired immunodeficiency syndrome 後天性免疫不全症候群 |
| AIH | autoimmune hepatitis 自己免疫性肝炎 |
| AIOD | aortoiliac occlusive disease 大動脈腸骨動脈閉塞性疾患 |
| AIP | autoimmune pancreatitis 自己免疫性膵炎 |
| AIPD | anterior inferior pancreatic duodenal artery 前下膵十二指腸動脈 |
| ALD | alcoholic liver disease アルコール性肝障害 |
| ALP | alkaline phosphatase アルカリホスファターゼ |
| ALS | advanced life support 2次救命処置 |
| ALT | alanine aminotransferase アラニンアミノトランスフェラーゼ |
| AMC | arm muscle circumference 上腕筋周囲長 |
| Amy, AMY | amylase アミラーゼ |
| ANP | acute necrotizing pancreatitis 急性壊死性膵炎 |
| AOSC | acute obstructive suppurative cholangitis 急性閉塞性化膿性胆管炎 |
| AP | appendectomy 虫垂切除術 |
| aPBC | asymptomatic primary biliary cirrhosis 無症候性原発性胆汁性肝硬変 |
| APBD | anomalous arrangement of pancreaticobiliary ducts 膵管胆道合流異常 |
| Apo | apoprotein アポ蛋白 |

110

| Appe | appendicitis 虫垂炎 |
|---|---|
| APR | abdominoperineal resection 腹会陰式直腸切除術 |
| APTT | activated partial thromboplastin time 活性化部分トロンボプラスチン時間 |
| APUDoma | amine precursor uptake and decarboxylation cell tumor アミン前駆体取込み・脱炭酸細胞腫瘍 |
| AR | anterior resection 前方切除術 |
| ARDS | acute respiratory distress syndrome 急性呼吸窮迫症候群 |
| AS | acoustic shadow 音響陰影 |
| ASP | aspiration pneumonia 誤嚥性肺炎 |
| ASPD | anterior superior pancreatic duodenal artery 前上膵十二指腸動脈 |
| AST | aspartate aminotransferase アスパラギン酸アミノトランスフェラーゼ |
| Au-Ag | Australia antigen オーストラリア抗原 |
| AUS | abdominal ultrasonography 腹部超音波 |
| AV | anal verge 肛門縁 |
| AVH | acute viral hepatitis 急性ウイルス性肝炎 |

## B

| BA | biliary atresia 胆道閉鎖症 |
|---|---|
| BAC | basal acid concentration 基礎分泌時最高酸濃度 |
| BAO | basal acid output 基礎酸分泌量 |
| BE | barium enema バリウム注腸検査 |
| BFP | basic fetoprotein 塩基性胎児蛋白 |
| B-Ⅰ | Billroth-Ⅰ method ビルロートⅠ法 |
| B-Ⅱ | Billroth-Ⅱ method ビルロートⅡ法 |
| Bil | bilirubin ビリルビン |
| BLS | basic life support 1次救命処置 |
| BM | bowel movement 排便 |
| BMI | body mass index 体格指数 |
| BO | bowel obstruction 腸閉塞 |
| BOAI | balloon-occluded arterial infusion バルーン閉塞下動注法 |
| BOHA | balloon-occluded hepatic arteriography バルーン閉塞下肝動脈造影 |
| BPO | basal pepsin output 基礎ペプシン分泌量 |
| BRTO | balloon-occluded retrograde transvenous obliteration バルーン閉塞下逆行性経静脈的閉塞術 |
| BSI | blood stream infection 血流感染 |
| BSI | body substance isolation 生体物質隔離 |
| BSP | bromsulphalein test ブロモスルホフタレイン排泄試験 |
| BST | bowel sound (tones) 腸雑音 |
| BSVR | basal secretion volume rate 基礎分泌量 |
| BT | bacterial translocation バクテリアルトランスロケーション |
| BVM | bag valve mask バッグバルブマスク |

## C

| C | cecum 盲腸 |
|---|---|
| CA | celiac angiography 腹腔動脈造影 |
| CA | celiac artery 腹腔動脈 |
| CAH | chronic active hepatitis 慢性活動性肝炎 |
| CART | cell-free and concentrated ascites reinfusion therapy 腹水濾過濃縮再静注法 |
| CAT | computer-assisted tomography コンピュータ断層撮影 |

| | |
|---|---|
| CBC | complete blood count 全血球算定 |
| CBD | common bile duct 総胆管 |
| CBDS | common bile duct stone 総胆管結石 |
| CC | chief complaint 主訴 |
| CCC | cholangiocellular carcinoma 胆管細胞癌 |
| CCH | chronic cholestatic hepatitis 慢性胆汁性肝炎 |
| CCK | cholecystokinin コレシストキニン |
| CCK-PZ | cholecystokinin-pancreozymin コレシストキニン・パンクレオザイミン |
| CD | Crohn disease クローン病 |
| CDAI | Crohn disease activity index クローン病活動指数 |
| CDDP | cisplatin (cis-diamminedichloroplatinum) シスプラチン |
| Ce | cervical esophagus 頸部食道 |
| CEA | carcinoembryonic antigen 癌胎児性抗原 |
| CF | coronofiberscopy 大腸内視鏡検査 |
| CFS | colonofiberscope 大腸ファイバースコープ |
| CH | chronic hepatitis 慢性肝炎 |
| CHA | common hepatic artery 総肝動脈 |
| CHAI | continuous hepatic arterial infusion 肝動脈持続動注療法 |
| CHC | chronic hepatitis C C型慢性肝炎 |
| CHE | chronic hepatic encephalopathy 慢性肝性脳症 |
| ChE | cholinesterase コリンエステラーゼ |
| CHPP | continuous hyperthermic peritoneal perfusion 持続温熱腹膜灌流 |
| CIA | common iliac artery 総腸骨動脈 |
| CIH | chronic inactive hepatitis 慢性非活動性肝炎 |
| CIIP | chronic idiopathic intestinal pseudo-obstruction 慢性特発性腸管仮性閉塞症 |
| CINV | chemotherapy induced nausea and vomiting 化学療法誘発性悪心・嘔吐 |
| CIS | carcinoma in situ 上皮内癌 |
| C-J stomy | choledocho-jejunostomy 総胆管-空腸吻合 |
| CLD | chronic liver disease 慢性肝疾患 |
| CNSDC | chronic non-suppurative destructive cholangitis 慢性非化膿性破壊性胆管炎 |
| CO | cardiac output 心拍出量 |
| CP | chest pain 胸痛 |
| Cp | ceruloplasmin セルロプラスミン |
| CPA | cardiopulmonary arrest 心肺停止 |
| CPB | celiac plexus block 腹腔神経叢ブロック |
| CPCR | cardiopulmonary cerebral resuscitation 心肺脳蘇生 |
| CPM | continuous passive motion apparatus 持続的他動運動装置 |
| CPPV | continuous positive pressure ventilation 持続陽圧換気 |
| CPR | cardiopulmonary resuscitation 心肺蘇生 |
| CPT-11 | irinotecan hydrochloride hydrate イリノテカン |
| CR | complete response 完全奏効 |
| CRAI | continuous regional arterial infusion 膵局所動注療法 |
| CR-BSI | catheter-related blood stream infection カテーテル関連血流感染 |
| CRC | concentrated red cells 濃厚赤血球 |
| CREST syndrome | calcinosis, Raynaud phenomenon, esophageal dysfunction, sclerodactyly, telangiectasia syndrome クレスト症候群 |

| | | |
|---|---|---|
| CRP | C-reactive protein | C反応性蛋白 |
| CRPS | complex regional pain syndrome | 複合性局所疼痛症候群 |
| CRS | catheter related sepsis | カテーテル敗血症 |
| CT | computed tomography | コンピュータ断層撮影 |
| CTCAE | common terminology criteria for adverse events 有害事象共通用語規準 | |
| CTZ | chemoreceptive emetic trigger zone | 化学受容性嘔吐引き金帯 |
| CVA | costovertebral angle | 肋骨脊柱角 |
| CVC | central venous catheter | 中心静脈カテーテル |
| CVH | central venous hyperalimentation | 中心静脈栄養法 |
| CVP | central venous pressure | 中心静脈圧 |

## D

| | | |
|---|---|---|
| D | descending colon | 下行結腸 |
| D-Bil | direct bilirubin | 直接ビリルビン |
| DFD | defined formula diet | 半消化態栄養 |
| DHTR | delayed hemolytic transfusion reaction | 遅発型溶血性輸血反応 |
| DIC | disseminated intravascular coagulation | 播種性血管内凝固症候群 |
| DIC | drip infusion cholangiography | 点滴静注胆道造影 |
| DIC | drip infusion cholecystography | 点滴静注胆嚢造影 |
| DIV | drip infusion of vein | 点滴静脈注射 |
| DNR | do not resuscitate | 蘇生適応除外 |
| DP | distal pancreatectomy | 膵体尾部切除術 |
| DPG | distal partial gastrectomy | 幽門側部分切除術 |
| DPPHR | duodenum preserving pancreas head resection 十二指腸温存膵頭切除術 | |
| DRE | digital rectal examination | 直腸指診 |
| DS | dumping syndrome | ダンピング症候群 |
| DTI | deep tissue injury | 深部組織損傷 |
| DU | duodenal ulcer | 十二指腸潰瘍 |
| DVT | deep vein thrombosis | 深部静脈血栓症 |

## E

| | | |
|---|---|---|
| E | external skin | 肛門周囲皮膚 |
| EAEC | enteroadherent Escherichia coli | 腸管付着性大腸菌 |
| EAM | endoscopic aspiration mucosectomy | 内視鏡的吸引粘膜切除法 |
| EBA | extrahepatic biliary atresia | 肝外胆道閉鎖症 |
| EBD | endoscopic biliary drainage | 内視鏡的胆道ドレナージ |
| EBS | endoscopic biliary stenting | 胆管ステント留置術 |
| EC, ECa | esophageal carcinoma | 食道癌 |
| ECJ | esophagocardial junction | 食道噴門接合部 |
| E. coli | Escherichia coli | 大腸菌 |
| ED | elemental diet | 成分栄養 |
| EF | esophagofiberscope | 食道ファイバースコープ |
| EGC | early gastric cancer | 早期胃癌 |
| EGD | esophagogastroduodenoscopy | 上部消化管内視鏡検査 |
| EGG | electrogastrogram | 胃電図 |
| EGJ | esophagogastric junction | 食道胃接合部 |
| EHBD | extrahepatic bile duct | 肝外胆管 |
| EHBF | estimated hepatic blood flow | 推定肝血流量 |
| EHEC | enterohemorrhagic Escherichia coli | 腸管出血性大腸菌 |

113

| | |
|---|---|
| EHO | extrahepatic portal occlusion 肝外門脈閉塞症 |
| EIA | external iliac artery 外腸骨動脈 |
| EIS | endoscopic injection sclerotherapy 内視鏡的食道静脈瘤硬化療法 |
| EIV | external iliac vein 外腸骨静脈 |
| EMR | endoscopic mucosal resection 内視鏡的粘膜切除術 |
| EMRC | endoscopic mucosal resection using a cap-fitted panendoscope 透明キャップを用いた内視鏡的粘膜切除術 |
| EN | enteral nutrition 経腸栄養 |
| ENBD | endoscopic naso-biliary drainage 内視鏡的経鼻胆道ドレナージ |
| ENCD | endoscopic naso-cystic drainage 内視鏡的経鼻外瘻ドレナージ |
| ENGBD | endoscopic naso-gallbladder drainage 内視鏡的経鼻胆嚢ドレナージ |
| ENPD | endoscopic naso-pancreatic drainage 内視鏡的経鼻膵管ドレナージ |
| ENT | endocrine tumor 内分泌腫瘍 |
| EPBD | endoscopic papillary balloon dilation 内視鏡的乳頭バルーン拡張術 |
| EPCG | endoscopic pancreatocholangiography 内視鏡的膵胆管造影 |
| EPL | endoscopic pancreatolithotripsy 内視鏡的膵石破砕術 |
| EPMR | endoscopic piecemeal mucosal resection 内視鏡的分割的粘膜切除術 |
| EPS | epigastric pain syndrome 心窩部痛症候群 |
| EPT | endoscopic papillotomy 内視鏡的乳頭切開術 |
| ER | epigastric region 心窩部 |
| ERAS | enhanced recovery after surgery 術後回復力増強プログラム |
| ERBD | endoscopic retrograde biliary drainage 内視鏡的逆行性胆道ドレナージ |
| ERC | endoscopic retrograde cholangiography 内視鏡的逆行性胆管造影 |
| ERCC | endoscopic retrograde cholecystography 内視鏡的逆行性胆嚢造影 |
| ERCP | endoscopic retrograde cholangio pancreatography 内視鏡的逆行性膵胆管造影 |
| ERGBD | endoscopic retrograde gallbladder and biliary drainage 内視鏡的逆行性胆嚢胆管ドレナージ |
| ERP | endoscopic retrograde pancreatography 内視鏡的逆行性膵管造影 |
| ERS | endoscopic retrograde sphincterotomy 内視鏡的逆行性乳頭括約筋切開術 |
| ES | elastic stocking 弾性ストッキング |
| ESD | endoscopic submucosal dissection 内視鏡的粘膜下層切除術 |
| ESR | erythrocyte sedimentation rate 赤血球沈降速度 |
| EST | endoscopic sphincterotomy 内視鏡的乳頭括約筋切開術 |
| ET | enterostomal therapist ストーマ療法士 |
| ETGBD | endoscopic transpapillary gallbladder drainage 内視鏡的経乳頭胆嚢ドレナージ |
| EUS-FNA | EUS-guided fine needle aspiration 超音波内視鏡ガイド下穿刺吸引術 |
| EV | Enterovirus 腸内ウイルス |
| EV | esophageal varices 食道静脈瘤 |
| EVS | endoscopic variceal sclerotherapy 内視鏡的静脈瘤硬化療法 |
| F | |
| FAST | focused assessment with sonographic for trauma 緊急超音波検査 |
| FD | filling defect 陰影欠損 |
| FD | functional dyspepsia 機能性ディスペプシア |

| | | |
|---|---|---|
| FDS | fiberduodenoscope | 十二指腸ファイバースコープ |
| FGS | fibrogastroscopy | 胃内視鏡検査 |
| FH | fulminant hepatitis | 劇症肝炎 |
| FIS | fiberintestinoscope | 小腸ファイバースコープ |
| FNFC | food with nutrient function claims | 栄養機能食品 |
| FOLFIRI | levofolinate, irinotecan, 5-fluorouracil レボホリナート＋イリノテカン＋5-フルオロウラシル併用療法 | |
| FOLFOX | levofolinate, 5-fluorouracil, oxaliplatin レボホリナート＋5-フルオロウラシル＋オキサリプラチン併用療法 | |
| FT | food test 食物テスト | |

## G

| | | |
|---|---|---|
| G | gastrin | ガストリン |
| GA | gastric analysis | 胃液分析 |
| GALT | gut-associated lymphoid tissue | 腸管関連リンパ組織 |
| GB | gallbladder | 胆嚢 |
| GBD | gallbladder disease | 胆嚢疾患 |
| GBS | gallbladder stone | 胆石 |
| GCLS | gastric carcinoma with lymphoid stroma | リンパ球浸潤胃癌 |
| GCS | Glasgow coma scale | グラスゴーコーマスケール |
| G-CSF | granulocyte colony-stimulating factor | 顆粒球コロニー刺激因子 |
| GDA | gastroduodenal artery | 胃十二指腸動脈 |
| GE | gastroenteritis | 胃腸炎 |
| GE | glycerin enema | グリセリン浣腸 |
| GEA | gastro-epiploic artery | 胃大網動脈 |
| GEM | gemcitabine hydrochloride | ゲムシタビン |
| GEM/CDDP | gemcitabine, cisplatin | ゲムシタビン＋シスプラチン併用療法 |
| GERD | gastroesophageal reflux disease | 胃食道逆流症 |
| GF | gastric fistula | 胃瘻 |
| GFS | gastrofiberscope | 胃ファイバースコープ |
| GI | gastrointestinal | 胃腸 |
| GIA | gastrointestinal anastomosis | 胃腸吻合 |
| GIF | gastrointestinal fiberscope | 上部消化管ファイバースコープ |
| GIH | gastrointestinal hemorrhage | 胃腸出血 |
| GIP | gastric inhibitory polypeptide | 胃酸分泌抑制ポリペプチド |
| GIST | gastrointestinal stromal tumor | 消化管間質腫瘍 |
| GIT | gastrointestinal tract | 消化管 |
| GOT | glutamic oxaloacetic transaminase グルタミン酸オキザロ酢酸トランスアミナーゼ | |
| GPC | gastric parietal cell | 胃壁細胞 |
| GPT | glutamic-pyruvic transaminase グルタミン酸ピルビン酸トランスアミナーゼ | |
| GR | gastrectomy | 胃切除術 |
| GS | gallstone | 胆石 |
| GT | gastric tube | 胃チューブ |
| GT | gastrostomy | 胃瘻造設術 |
| GU | gastric ulcer | 胃潰瘍 |
| GVHD | graft-versus-host disease | 移植片対宿主病 |

## H

| | | |
|---|---|---|
| H2RA | histamine $H_2$-receptor antagonist | $H_2$受容体拮抗薬 |
| HA | hepatic artery | 肝動脈 |

| | |
|---|---|
| HA | hepatitis A A型肝炎 |
| HAA | hepatitis-associated antigen 肝炎関連抗原 |
| HADS | hospital anxiety and depression scale 不安・抑うつ測定尺度 |
| HAI | hepatic arterial infusion 肝動注薬物療法 |
| HALS | hand-assisted laparoscopic surgery 用手補助下腹腔鏡下手術 |
| HAP | hospital-acquired pneumonia 院内肺炎 |
| HAV | hepatitis A virus A型肝炎ウイルス |
| HB | hepatitis B B型肝炎 |
| HBF | hepatic blood flow 肝血流量 |
| HBIG | hepatitis B immune globulin B型肝炎免疫グロブリン |
| HBV | hepatitis B virus B型肝炎ウイルス |
| HC | hepatitis C C型肝炎 |
| HCAP | healthcare-associated pneumonia 医療ケア関連肺炎 |
| HCC | hepatocellular carcinoma 肝細胞癌 |
| Hct | hematocrit ヘマトクリット |
| HCV | hepatitis C virus C型肝炎ウイルス |
| HDL | high density lipoprotein 高密度リポ蛋白 |
| HDL-C | high density lipoprotein cholesterol HDLコレステロール |
| HDV | hepatitis D virus D型肝炎ウイルス |
| HEN | home enteral nutrition 在宅経腸栄養法 |
| HEV | hepatitis E virus E型肝炎ウイルス |
| HGF | hepatocyte growth factor 肝細胞増殖因子 |
| HH | hiatal hernia 裂孔ヘルニア |
| HIV | human immunodeficiency virus ヒト免疫不全ウイルス |
| HNPCC | hereditary nonpolyposis colorectal cancer 遺伝性非ポリポーシス大腸癌 |
| HP | Helicobacter pylori ヘリコバクターピロリ |
| HPN | home parenteral nutrition 在宅静脈栄養法 |
| HPS | hypertrophic pyloric stenosis 肥厚性幽門狭窄症 |
| HPT | hepaplastin test ヘパプラスチンテスト |
| HRS | hepato-renal syndrome 肝腎症候群 |
| HSCR | Hirschsprung disease ヒルシュスプルング病 |
| HUS | hemolytic uremic syndrome 溶血性尿毒症症候群 |
| HV | hepatic vein 肝静脈 |
| **I** | |
| I | ileum 回腸 |
| IAD | incontinence-associated dermatitis 便失禁関連皮膚障害 |
| IBD | inflammatory bowel disease 炎症性腸疾患 |
| I-Bil | indirect bilirubin 間接ビリルビン |
| IBS | irritable bowel syndrome 過敏性腸症候群 |
| IBW | ideal body weight 標準体重 |
| IC | informed consent インフォームドコンセント |
| ICC | intrahepatic cholangiocarcinoma 肝内胆管癌 |
| ICG | indocyanine green インドシアニングリーン |
| ICGR$_{15}$ | indocyanine green retention rate at 15 minutes インドシアニングリーン15分停滞率 |
| ICU | intensive care unit 集中治療部 |
| ID | intradermal injection 皮内注射 |
| IDUS | intraductal ultrasonography 管腔内超音波検査 |

| | | |
|---|---|---|
| IEA | inferior epigastric artery | 下腹壁動脈 |
| IFN | interferon | インターフェロン |
| IFOBT | immuno fecal occult blood test | 免疫学的便潜血検査 |
| IH | inguinal hernia | 鼠径ヘルニア |
| IHBD | intrahepatic bile duct | 肝内胆管 |
| IHC | intrahepatic cholestasis | 肝内胆汁うっ滞 |
| IHPH | intrahepatic portal hypertension | 肝内門脈高血圧 |
| II | icterus index | 黄疸指数 |
| IIA | internal iliac artery | 内腸骨動脈 |
| IM | intramuscular injection | 筋肉注射 |
| IMA | inferior mesenteric artery | 下腸間膜動脈 |
| IMV | inferior mesenteric vein | 下腸間膜静脈 |
| INVAGI | invagination | 腸重積症 |
| IOC | intermittent oral catheterization | 間欠的口腔カテーテル栄養法 |
| IORT | intraoperative radiation therapy | 術中照射法 |
| IP | intraperitoneal injection | 腹腔内注射 |
| IPC | intermittent pneumatic compression | 間欠的空気圧迫法 |
| IPH | idiopathic portal hypertension | 特発性門脈圧亢進症 |
| IPHP | intraperitoneal hyperthermic perfusion | 腹腔内温熱灌流 |
| IPMN | intraductal papillary mucinous neoplasm | 膵管内乳頭粘液性腫瘍 |
| IPPB | intermittent positive pressure breathing | 間欠的陽圧呼吸 |
| IPPV | intermittent positive pressure ventilation | 間欠的陽圧換気 |
| IR | incomplete response | 不完全奏効 |
| IRA | inferior rectal artery | 下直腸動脈 |
| IST | injection sclerotherapy | 注入硬化療法 |
| ITF | intermittent tube feeding | 間欠的経管栄養法 |
| IV | intravenous injection | 静脈注射 |
| IVC | intravenous cholangiography | 経静脈性胆管造影 |
| IVCG | inferior venacavography | 下大静脈造影 |
| IVH | intravenous hyperalimentation | 経中心静脈高カロリー輸液 |
| **J** | | |
| JCS | Japan Coma Scale | ジャパンコーマスケール |
| JPD | jejunal pouch double tract | 空腸パウチ・ダブルトラクト再建術 |
| **K** | | |
| K$_{ICG}$ | plasma clearance rate of ICG | 血漿消失率 |
| **L** | | |
| L | lower third of the stomach | 胃下部 |
| LAC | laparoscopic-assisted colectomy | 腹腔鏡補助下大腸切除術 |
| LADG | laparoscopy-assisted distal gastrectomy | 腹腔鏡補助下幽門側胃切除術 |
| LAP | laparoscopy | 腹腔鏡下手術 |
| LAP | leucine aminopeptidase | ロイシン・アミノペプチダーゼ |
| lap | laparotomy | 開腹術 |
| LAR | lower anterior resection | 低位前方切除 |
| LAS | laparoscopy-assisted surgery | 腹腔鏡補助下外科手術 |
| LBM | lean body mass | 徐脂肪体重 |
| LC | liver cirrhosis | 肝硬変 |
| LCL | laparoscopic choledocholithotomy | 腹腔鏡下総胆管切石術 |
| LDH | lactic acid dehydrogenase | 乳酸脱水素酵素 |

| | |
|---|---|
| LDL | low density lipoprotein 低密度リポ蛋白 |
| LDLT | living donor liver transplantation 生体肝移植術 |
| LES | late evening snack 夜食療法 |
| LES | lower esophageal sphincter 下部食道括約筋 |
| LGI | lower gastrointestinal tract 下部消化管 |
| LGIB | lower gastrointestinal bleeding 下部消化管出血 |
| LHL | left hepatic lobectomy 肝左葉切除術 |
| LIP | localized intestinal perforation 限局性腸穿孔 |
| l-LV | levofolinate calcium レボホリナートカルシウム |
| LMCT | laparoscopic microwave coagulation therapy 腹腔鏡下マイクロ波凝固療法 |
| L-OHP | oxaliplatin オキサリプラチン |
| LP-TAE | lipiodol transarterial embolization リピオドール動脈塞栓術 |
| LRD | low residue diet 低残渣食 |
| LS | laparoscopic surgery 腹腔鏡手術 |
| LSC | laparoscopic cholecystectomy 腹腔鏡下胆嚢摘出術 |
| Lt | lower thoracic esophagus 胸部下部食道 |
| LUS | laparoscopic ultrasonography 超音波腹腔鏡 |
| LV | calcium folinate ホリナートカルシウム |
| **M** | |
| M | middle third of the stomach 胃中部 |
| M | mucosa 粘膜層の癌 |
| MAC | maximal acid concentration 最高酸濃度 |
| MALT | mucous membrane associated lymphoid tissue 粘膜関連リンパ組織 |
| MAO | maximum acid output 最高酸分泌量 |
| MAS | malabsorption syndrome 吸収不良症候群 |
| MA tube | Miller-Abbott tube ミラー-アボット管 |
| MC | mouth care 口腔ケア |
| MCB | McBurney point マックバーニー圧痛点 |
| MCN | mucinous cystic neoplasm 粘液性嚢胞腫瘍 |
| MCT | microwave coagulation therapy マイクロウェーブ凝固壊死法 |
| mFOLFOX6 | levofolinate, oxaliplatin, 5-fluorouracil レボホリナート＋オキサリプラチン＋5-フルオロウラシル併用療法 |
| MG | Meulengracht unit(独) モイレングラハト値 |
| MG tube | MG tube; stomach tube; Magen Sonde(独) 胃管 |
| MK | Magenkrebs(独) 胃癌 |
| MMSE | Mini-Mental State Examination 簡易精神状態検査 |
| MODS | multiple organ dysfunction syndrome 多臓器機能不全症候群 |
| MOF | multiple organ failure 多臓器不全 |
| MP | muscularis propria 固有筋層までの癌 |
| MRCP | magnetic resonance cholangiopancreatography 磁気共鳴膵胆管造影 |
| MRI | magnetic resonance imaging 磁気共鳴撮影 |
| MRSA | methicillin resistant Staphylococcus aureus メチシリン耐性黄色ブドウ球菌 |
| MRSE | methicillin resistant Staphylococcus epidermidis メチシリン耐性表皮ブドウ球菌 |
| MSOF | multiple system organ failure 多系統臓器不全 |
| MSVR | maximum secretion volume rate 最大酸分泌量 |
| Mt | middle thoracic esophagus 胸部中部食道 |

| | |
|---|---|
| MTX | methotrexate メトトレキサート |
| MTX/5-FU | methotrexate, 5-fluorouracil, leucovorin メトトレキサート＋5-フルオロウラシル＋レボホリナートカルシウム併用療法 |
| MWST | modified water swallow test 改訂水飲みテスト |
| M-W syndrome | Mallory-Weiss syndrome マロリー-ワイス症候群 |
| **N** | |
| NAFLD | nonalcoholic fatty liver disease 非アルコール性脂肪肝 |
| NAI | nutritional assessment index 食道癌患者に対する栄養評価指数 |
| NASH | nonalcoholic steatohepatitis 非アルコール性脂肪性肝炎 |
| N & V, N/V | nausea and vomiting 悪心・嘔吐 |
| NEC | necrotizing enterocolitis 壊死性腸炎 |
| NERD | non-erosive reflux disease 非びらん性逆流症 |
| NGT | nasogastric tube 経鼻胃チューブ |
| NH$_3$ | ammonia アンモニア |
| NHCAP | nursing and healthcare associated pneumonia 医療・介護関連肺炎 |
| NPO | Non Per Os; nothing per os 絶飲食 |
| NPPV | non-invasive positive pressure ventilation 非侵襲的陽圧換気 |
| NRI | nutritional risk index 栄養学的手術危険指数 |
| NRS | numeric rating scale 数字評定尺度 |
| NSAIDs | non-steroidal anti-inflammatory drugs 非ステロイド性抗炎症薬 |
| NST | nutritional support team 栄養サポートチーム |
| NUD | non-ulcer dyspepsia 非潰瘍性消化不良 |
| **O** | |
| OB | occult blood; occult bleeding 潜血 |
| OE | intermittent oro-esophageal tube feeding 間欠的経口食道経管栄養法 |
| OGA | objective global assessment 客観的包括的アセスメント |
| OJ | obstructive jaundice 閉塞性黄疸 |
| OK | Osophaguskrebs (独) 食道癌 |
| ONBD | operative nasal bile drainage 術中経鼻胆汁ドレナージ |
| OP, Op. | operation 手術 |
| OSM | oncostatin M オンコスタチンM |
| **P** | |
| P | proctos 肛門管 |
| PAC | premature atrial contraction 心房期外収縮 |
| PaCO$_2$ | partial pressure of arterial carbon dioxide 動脈血二酸化炭素分圧 |
| PAG | pelvic angiography 骨盤内血管造影 |
| PAO | peak acid output 最大酸分泌量 |
| PaO$_2$ | partial pressure of arterial oxygen 動脈血酸素分圧 |
| Pap | papilloma 乳頭腫 |
| pap | papillary adenocarcinoma 乳頭腺癌 |
| PBC | primary biliary cirrhosis 原発性胆汁性肝硬変 |
| PCA | patient control analgesia 患者制御鎮痛法 |
| PCM | protein calorie malnutrition 蛋白エネルギー低栄養 |
| PCS | portcaval shunt 門脈下大静脈吻合術 |
| PCS | postcholecystectomy syndrome 胆嚢摘出後症候群 |
| PCU | palliative care unit 緩和ケア病棟 |
| PD | pancreatic duodenectomy 膵頭十二指腸切除術 |

119

| | | |
|---|---|---|
| PD | progressive disease | 進行 |
| PDS | postprandial distress syndrome | 食後愁訴症候群 |
| PEG | percutaneous endoscopic gastrostomy | 経皮内視鏡的胃瘻造設術 |
| PEG-IFN | polyethylene glycol-interferon | ペグ・インターフェロン |
| PEIT | percutaneous ethanol infusion therapy 経皮的エタノール注入療法 | |
| PEJ | percutaneous endoscopic jejunostomy | 経皮内視鏡的腸瘻造設術 |
| PEM | protein energy malnutrition | 蛋白質エネルギー栄養障害 |
| PER | protein efficiency ratio | 蛋白効率 |
| PET | positron emission tomography | ポジトロンエミッション断層撮影 |
| PFD | pancreatic function diagnosis | 膵機能診断テスト |
| PG | prostaglandin | プロスタグランジン |
| PHA | proper hepatic artery | 固有肝動脈 |
| PHC | primary hepatic carcinoma | 原発性肝癌 |
| PHOT | percutaneous hot saline injection therapy | 経皮的の熱湯注入療法 |
| PHT | portal hypertension | 門脈圧亢進症 |
| PICC | peripherally inserted central catheter 末梢挿入中心静脈カテーテル | |
| PIPD | posterior inferior pancreatic duodenal artery 後下膵十二指腸動脈 | |
| PIPS | percutaneous intrahepatic portosystemic shunt 経皮的肝静脈門脈短絡術 | |
| PIVKA-II | protein induced by vitamin K absence or antagonist ビタミンK欠乏誘導蛋白-II | |
| P-J catheter | pancreato-jejunostomy catheter | 膵-空腸吻合カテーテル |
| PK | Pankreaskrebs(独) | 膵臓癌 |
| PKK | Pankreaskopfkrebs(独) | 膵頭部癌 |
| PLGE | protein losing gastroenteropathy | 蛋白漏出性胃腸症 |
| PLT | platelet | 血小板 |
| PMC | pseudomembranous colitis | 偽膜性腸炎 |
| PMCT | percutaneous microwave coagulation therapy 経皮的マイクロ波凝固療法 | |
| PN | parenteral nutrition | 静脈栄養 |
| PNE | pseudomembranous necrotizing enterocolitis | 偽膜性壊死性腸炎 |
| PNET | primitive neuroectodermal tumor | 原始神経外胚葉腫瘍 |
| PNI | prognostic nutritional index | 予後栄養指数 |
| po, P.O. | per os | 経口 |
| POEM | per-oral endoscopic myotomy | 経口内視鏡的筋層切開術 |
| PONV | postoperative nausea and vomiting | 術後悪心・嘔吐 |
| por | poorly differentiated adenocarcinoma | 低分化腺癌 |
| PPE | personal protective equipment | 個人防護具 |
| PPG | pylorus-preserving gastrectomy | 幽門輪温存胃切除術 |
| PPI | proton pump inhibitor | プロトンポンプ阻害薬 |
| PPN | peripheral parenteral nutrition | 末梢静脈栄養 |
| PPPD | pylorus-preserving pancreatoduodenectomy 幽門輪温存膵頭十二指腸切除術 | |
| PR | partial response | 部分奏効 |
| PR | posterior resection | 後方切除術 |
| PRC | packed red cells | 濃縮赤血球 |
| ProGRP | progastrin releasing peptide | ガストリン放出ペプチド前駆体 |

| | |
|---|---|
| **PRSP** | penicillin resistant Streptococcus pneumoniae<br>ペニシリン耐性肺炎球菌 |
| **PS** | pyloric stenosis 幽門狭窄症 |
| **PSC** | primary sclerosing cholangitis 原発性硬化性胆管炎 |
| **PSE** | partial splenic embolization 部分的脾動脈塞栓術 |
| **PSPD** | posterior superior pancreatico-duodenal artery<br>後上膵十二指腸動脈 |
| **PS test** | pancreozymin-secretin test パンクレオザイミン・セクレチン試験 |
| **PSTI** | pancreatic secretory trypsin inhibitor<br>膵分泌性トリプシンインヒビター |
| **PSW** | psychiatric social worker 精神医学ソーシャルワーカー |
| **PT** | physical therapy 理学療法 |
| **PTAD** | percutaneous transhepatic abscess drainage<br>経皮的経肝膿瘍ドレナージ |
| **PTBD** | percutaneous transhepatic biliary drainage<br>経皮的経肝胆汁ドレナージ |
| **PTC** | percutaneous transhepatic cholangiography 経皮的経肝胆管造影 |
| **PTCC** | percutaneous transhepatic cholecystography<br>経皮的経肝胆嚢造影 |
| **PTCD** | percutaneous transhepatic cholangio drainage<br>経皮的経肝胆道ドレナージ |
| **PTCL** | percutaneous transhepatic cholangioscopic lithotomy<br>経皮的経肝胆道鏡切石術 |
| **PTCS** | percutaneous transhepatic cholangioscopy<br>経皮的経肝胆道鏡検査 |
| **PTEG** | percutaneous trans-esophageal gastro-tubing<br>経皮的経食道胃管挿入術 |
| **PTGBA** | percutaneous transhepatic gallbladder aspiration<br>経皮経肝胆嚢吸引穿刺法 |
| **PTGBD** | percutaneous transhepatic gallbladder drainage<br>経皮的経肝胆嚢ドレナージ |
| **PTH** | post-transfusion hepatitis 輸血後肝炎 |
| **PTO** | percutaneous transhepatic obliteration<br>経皮的経肝胆道静脈瘤塞栓術 |
| **PTP** | percutaneous transhepatic portography 経皮的経肝門脈造影 |
| **PTPC** | percutaneous transhepatic portal catheterization<br>経皮的経肝門脈カテーテル法 |
| **PTPE** | percutaneous transhepatic portal embolization<br>経皮的経肝門脈塞栓術 |
| **PV** | portal vein 門脈 |
| **PVC** | polyvinyl chloride ポリ塩化ビニル |
| **PVP** | portal vein pressure 門脈圧 |
| **P-V shunt** | peritoneo-venous shunt 腹腔静脈シャント |
| **PVTT** | portal vein total thrombus 門脈内腫瘍塞栓 |
| **PZ** | pancreozymin パンクレオザイミン |
| **Q・R** | |
| **QOL** | quality of life クオリティオブライフ |
| **R₁₅ICG** | ICG retention rate at 15 minutes 15分停滞率 |
| **Ra** | rectum above the peritoneal reflection 上部直腸 |
| **RALS** | remote after controlled loading system<br>遠隔制御方式密封小線源治療装置 |
| **RAP** | recurrent abdominal pain 反復性腹痛 |
| **Rb** | rectum below the peritoneal reflection 下部直腸 |
| **RBC** | red blood cell count 赤血球算定 |
| **RBP** | retinol-binding protein レチノール結合蛋白 |

| RCC | red cell concentrate 赤血球濃厚液 |
|---|---|
| RC sign | red color sign 発赤所見 |
| RCT | randomized clinical trial ランダム化臨床試験 |
| REE | resting energy expenditure 安静時エネルギー消費量 |
| RHL | right hepatic lobectomy 肝右葉切除術 |
| RI | radioisotope 放射性同位元素 |
| RLH | reactive lymphoreticular hyperplasia 反応性リンパ細網細胞増殖症 |
| RMR | resting metabolic rate 安静時代謝量 |
| R/O, RO | rule out 除外診断 |
| ROM | range of motion 関節可動域 |
| RPMI | 5-fluorouracil, levofolinate 5-フルオロウラシル＋レボホリナートカルシウム併用療法 |
| RS | Reye syndrome ライ症候群 |
| Rs | rectosigmoid 直腸S状部 |
| RSST | repetitive saliva swallowing test 反復唾液嚥下テスト |
| RTBD | retrograde transhepatic biliary drainage 逆行性経肝胆道ドレナージ |
| R-Y | Roux-en-Y anastomosis ルーワイ吻合術 |
| **S** | |
| S | sigmoid colon S状結腸 |
| S-1 | テガフール・ギメラシル・オテラシルカリウム配合剤 |
| S-1/CDDP | S-1, cisplatin テガフール・ギメラシル・オテラシルカリウム配合剤＋シスプラチン併用療法 |
| SAAG | serum-ascites albumin gradient 血清腹水アルブミン勾配 |
| SBC | secondary biliary cirrhosis 続発性胆汁性肝硬変 |
| SBO | small bowel obstruction 小腸閉塞症 |
| SBP | spontaneous bacterial peritonitis 突発性細菌性腹膜炎 |
| SBR | small bowel massive resection 小腸大量切除術 |
| SBT | Sengstaken-Blakemore tube ゼングスターケン・ブレークモア管 |
| SC | subcutaneous injection 皮下注射 |
| SCC | squamous cell carcinoma 扁平上皮癌 |
| SCC | squamous cell carcinoma-related antigen 扁平上皮癌関連抗原 |
| SCJ | squamocolumnar junction 扁平円柱上皮接合部 |
| SCN | serous cystic neoplasm 漿液性嚢胞腫瘍 |
| SD | stable disease 安定 |
| SDA | superior duodenum angle 上十二指腸角 |
| SDD | selective digestive decontamination 選択的消化管殺菌 |
| SDJ | sigmoid-descending colon junction S状結腸下行結腸移行部 |
| SE | serosa exposure 漿膜に露出している癌 |
| SEP | sclerosing encapsulating peritonitis 硬化性被嚢性腹膜炎 |
| SGA | short gastric artery 短胃動脈 |
| SGA | subjective global assessment 主観的包括的アセスメント |
| SGOT, sGOT | glutamic-oxaloacetic transaminase 血清グルタミン酸オキサロ酢酸トランスアミナーゼ |
| SH | serum hepatitis 血清肝炎 |
| SI | serosa infiltrating 隣接臓器に直接浸潤している癌 |
| sig | sigmoidoscopy S状結腸鏡検査 |
| SIMV | synchronized intermittent mandatory ventilation 同期的間欠強制換気 |

| | | |
|---|---|---|
| SLX | sialyl-Lex-i antigen シアリルLex-i抗原 | |
| SM | somatomedin ソマトメジン | |
| SM | submucosa 粘膜下層までの癌 | |
| SMA | superior mesenteric artery 上腸間膜動脈 | |
| SMAO | superior mesenteric artery occlusion 上腸間膜動脈閉塞症 | |
| SMAS | superior mesenteric artery syndrome 上腸間膜動脈症候群 | |
| SMS | somatostatin ソマトスタチン | |
| SMT | submucosal tumor 粘膜下腫瘍 | |
| SMV | superior mesenteric vein 上腸間膜静脈 | |
| SNRI | serotonin-noradrenaline reuptake inhibitor セロトニン・ノルアドレナリン再取り込み阻害薬 | |
| SOS | sinusoidal obstruction syndrome 類洞閉塞症候群 | |
| SPECT | single-photon emission computed tomography 単光子放射型コンピュータ断層撮影 | |
| SpO$_2$ | saturation of percutaneous oxygen 経皮的酸素飽和度 | |
| SPV | selective proximal vagotomy 選択的近位迷走神経切断術 | |
| SRA | superior rectal artery 上直腸動脈 | |
| SS | subserosa 漿膜下層までの癌 | |
| SSF | subscapular skinfold thickness 肩甲骨下部皮下脂肪厚 | |
| SSI | surgical site infection 手術部位感染 | |
| SSPPD | subtotal stomach preserving pancreaticoduodenectomy 亜全胃温存膵頭十二指腸切除術 | |
| SSPT | simple two-step swallowing provocation test 簡易2段階嚥下誘発試験 | |
| SSRI | serotonin selective reuptake inhibitor 選択的セロトニン再取り込み阻害薬 | |
| St | stool 便 | |
| S test | secretin test セクレチン試験 | |
| STN | sialyl-Tn antigen シアリルTn抗原 | |
| supp | suppositorium; suppository 坐剤 | |
| **T** | | |
| T | transverse colon 横行結腸 | |
| TACE | transcatheter arterial chemo-embolization 経カテーテル肝動脈化学塞栓術 | |
| TAE | transcatheter arterial embolization 経カテーテル肝動脈塞栓術 | |
| TAI | transcatheter arterial infusion 経カテーテル肝動脈注入療法 | |
| T-Bil | total bilirubin 総ビリルビン | |
| TC | total cholesterol 総コレステロール | |
| TCS | total colonoscopy 全大腸内視鏡検査 | |
| TDE | total dailry energy expenditure 1日エネルギー消費量 | |
| Te | thoracic esophagus 胸部食道 | |
| TEE | total energy expenditure 必要エネルギー消費量 | |
| TEF | tracheoesophageal fistula 気管食道瘻 | |
| TF | tube feeding 経管栄養 | |
| TG | triglyceride トリグリセリド[トリグリセライド] | |
| TIPS | transjugular intrahepatic portosystemic shunt 経頸静脈的肝内門脈短絡術 | |
| TLESR | transient lower esophageal sphincter relaxation 一過性下部食道括約筋弛緩 | |
| TP | total pancreatectomy 膵全摘出術 | |
| TP | total protein 総蛋白 | |

| | | |
|---|---|---|
| **TPL** | diagnostic peritoneal lavage | 診断的腹腔洗浄 |
| **TPN** | total parenteral nutrition | 完全静脈栄養 |
| **TPR** | temperature, pulse, respiration | 体温, 脈拍, 呼吸 |
| **TRALI** | transfusion related acute lung injury | 輸血関連急性肺障害 |
| **TRUS** | transrectal ultrasound | 経直腸的超音波検査 |
| **TSF** | triceps skinfold thickness | 上腕三頭筋皮下脂肪厚 |
| **TTT** | thymol turbidity test | チモール混濁試験 |
| **U** | | |
| **U** | upper third of the stomach | 胃上部 |
| **UBW** | usual body weight | 健常時の体重 |
| **UC** | ulcerative colitis | 潰瘍性大腸炎 |
| **UGI** | upper gastrointestinal tract | 上部消化管 |
| **UGIB** | upper gastrointestinal bleeding | 上部消化管出血 |
| **UGT** | UDP-glucuronosyltransferase | グルクロン酸転移酵素 |
| **UH** | umbilical hernia | 臍ヘルニア |
| **UP** | universal precaution | ユニバーサルプリコーション |
| **Ut** | upper thoracic esophagus | 胸部上部食道 |
| **UTI** | urinary tract infection | 尿路感染 |
| **V** | | |
| **V** | vermiform appendix | 虫垂 |
| **VAS** | visual analog scale | 視覚アナログ尺度 |
| **VC** | vomiting center | 嘔吐中枢 |
| **VE** | videoendoscopic evaluation of swallowing | 嚥下内視鏡検査 |
| **VF** | videofluoroscopic examination of swallowing | 嚥下造影検査 |
| **Vf** | ventricular fibrillation | 心室細動 |
| **VH** | viral hepatitis | ウイルス肝炎 |
| **VHDL** | very high density lipoprotein | 超高密度リポ蛋白 |
| **VILI** | ventilator induced lung injury | 人工呼吸器誘発肺損傷 |
| **VIP** | vasoactive intestinal peptide | 血管作動性腸管ペプチド |
| **VLDL** | very low density lipoprotein | 超低密度リポ蛋白 |
| **VRE** | vancomycin-resistant Enterococcus faecium | バンコマイシン耐性腸球菌 |
| **VT** | verotoxin | ベロ毒素 |
| **VTEC** | verotoxin-producing Escherichia coli | ベロ毒素産生大腸菌 |
| **W** | | |
| **WC** | waist circumference | ウエスト径 |
| **WDHAS** | watery diarrhea, hypokalemia, and achlorhydria syndrome | 水様下痢低カリウム血症無胃酸症候群 |
| **WHR** | waist hip ratio | ウエスト/ヒップ比 |
| **WHVP** | wedged hepatic venous pressure | 肝静脈楔入圧 |
| **WST** | water swallow test | 水飲みテスト |
| **X・Z** | | |
| **XELOX** | capecitabine, oxaliplatin | カペシタビン+オキサリプラチン併用療法 |
| **X-P** | X-ray photograph | X線写真 |
| **ZES** | Zollinger-Ellison syndrome | ゾリンジャー・エリソン症候群 |
| **ZTT** | zinc sulfate turbidity test | 硫酸亜鉛混濁試験 |

# 索引

## 記号・欧文

|  |  |
|---|---|
| %IBW | 35 |
| %UBW | 35 |
| %体重変化 | 35 |
| %理想体重 | 35 |
| 0-10スケール | 20 |
| 4分割法 | 13 |
| 5-HT₃受容体拮抗薬 | 102 |
| 9分割法 | 13 |
| AC | 35 |
| ALSアルゴリズム | 81 |
| AMC | 35 |
| A型肝炎 | 61 |
| A型肝炎ウイルス | 61 |
| BEE | 36 |
| BLSアルゴリズム | 80 |
| BMI | 35 |
| BPS | 20 |
| BRTO | 44 |
| B型・C型肝炎治療薬 | 100 |
| B型肝炎 | 61 |
| B型肝炎ウイルス | 61 |
| CDAI | 58 |
| Child-Pugh分類 | 65 |
| Child法 | 77 |
| CINV | 24 |
| CTZ | 24 |
| CVA | 18 |
| CVポート | 88 |
| C型肝炎 | 61 |
| C型肝炎ウイルス | 61 |
| D型肝炎 | 61 |
| D型肝炎ウイルス | 61 |
| EIS | 44 |
| EMR | 46, 51 |
| ENBD | 73 |
| ERCP | 75 |
| ESD | 46, 51 |
| EST | 72 |
| EVL | 44 |
| E型肝炎 | 61 |
| E型肝炎ウイルス | 61 |
| FAST | 84 |
| GERD | 48 |
| H₂受容体拮抗薬 | 97 |
| HAV | 61 |
| HBIG | 62 |
| HBV | 61 |
| HBVキャリア | 62 |
| HCV | 61 |
| HDV | 61 |
| HEV | 61 |
| IAD | 28 |
| IBW | 35 |
| IPMN | 76 |
| LES | 48 |
| M | |
| MCN | 76 |
| NRSスケール | 20 |
| PEG | 87 |
| PEM | 37 |
| PPI | 97 |
| PS | 45 |
| PTBD | 73 |
| PTGBD | 73 |
| S-Bチューブ | 43 |
| SCN | 76 |
| TIPS | 44 |
| TSF | 35 |
| Tチューブ | 72 |
| VAS | 20 |
| Whipple法 | 77 |

## あ

|  |  |
|---|---|
| 亜全胃温存膵頭十二指腸切除術 | 77 |
| アルキル化薬 | 103 |

## い

|  |  |
|---|---|
| 胃液分泌検査 | 38 |
| 胃癌 | 50, 51 |
| 胃・十二指腸潰瘍 | 49 |
| 胃食道逆流症 | 88 |
| 胃洗浄 | 85 |
| 痛みのアセスメント | 20 |
| 胃チューブ | 85 |
| 胃排出能検査 | 38 |
| 今永法 | 77 |
| イレウス | 32 |
| インターフェロン製剤 | 100 |

## う

|  |  |
|---|---|
| ウイルス肝炎 | 61 |
| 右下腹部痛 | 22 |
| 右季肋部痛 | 22 |

## え

|  |  |
|---|---|
| 栄養アセスメント | 35 |
| 栄養法 | 86 |
| 炎症性腸疾患治療薬 | 99 |

## お

|  |  |
|---|---|
| 嘔気 | 23 |
| 黄疸 | 33 |
| 嘔吐 | 23 |
| 黄土色便 | 26 |

## か

|  |  |
|---|---|
| 外痔核 | 60 |
| 灰白色便 | 26 |
| 開腹胆嚢摘出術 | 72 |
| 潰瘍性格 | 105 |
| 潰瘍性大腸炎 | 57 |
| 化学受容体引金帯 | 24 |
| 化学療法誘発性悪心・嘔吐 | 24 |
| 踵落とし試験 | 19, |
| カテーテルピンチオフ | 88 |
| 過敏性腸症候群 | 59 |
| 過敏性腸症候群治療薬 | 99 |
| 下部開放型 | 94 |
| 下腹部痛 | 22 |
| 下部消化管内視鏡 | 41 |
| 下部食道括約筋 | 48 |
| 下部閉鎖型 | 94 |
| 軽い触診 | 17 |
| 肝萎縮 | 15 |
| 簡易表現スケール | 20 |
| 肝機能改善薬 | 101 |
| 肝機能検査 | 39 |
| 間欠的空気圧迫法 | 93 |
| 肝硬度 | 64, 65 |
| 肝硬変昏睡度分類 | 65 |
| 肝後性黄疸 | 33 |
| 肝細胞癌 | 66, 67 |
| 肝細胞性黄疸 | 33 |
| 肝腫大 | 15 |
| 肝障害度 | 66 |
| 肝性黄疸 | 33 |
| 肝切除術 | 67 |
| 感染経路 | 92 |
| 感染経路別対策 | 92 |
| 肝前性黄疸 | 33 |
| 肝動脈塞栓術 | 68 |
| 肝動脈内注入化学療法 | 68 |
| 肝不全治療薬 | 101 |
| 関連痛 | 22 |

## き

|  |  |
|---|---|
| 機械的イレウス | 32 |
| 器質性精神障害 | 105 |
| 器質性便秘 | 27 |
| 基礎エネルギー消費量 | 36 |
| 機能性胃腸症 | 59 |

125

| 機能性消化管障害 | 59, 105 |
|---|---|
| 機能的イレウス | 32 |
| 急性嘔吐 | 24 |
| 急性肝炎 | 61 |
| 急性下痢 | 29 |
| 急性膵炎 | 74 |
| 急性胆嚢炎 | 69 |
| 急性腹症 | 83 |
| 急性閉塞性化膿性胆管炎 | 71 |
| 吸着薬 | 99 |
| 急変対応 | 79 |
| 局所性浮腫 | 31 |
| 季節部痛 | 22 |
| 緊急手術 | 82 |
| 緊急薬剤 | 82 |
| 筋性防御 | 19 |

### く
| グアヤック法 | 25 |
|---|---|
| 空気感染 | 92 |
| クッシング症候群 | 14 |
| クローズドパウチ | 7 |
| クローン病 | 58 |

### け
| 経頸静脈的肝内門脈静脈短絡術 | 44 |
|---|---|
| 経腸栄養 | 86, 87 |
| 経鼻経管栄養法 | 86 |
| 経皮経肝胆管ドレナージ | 73 |
| 経皮経肝胆嚢ドレナージ | 73 |
| 経鼻胆道ドレナージ | 73 |
| 痙攣性イレウス | 32 |
| 痙攣性便秘 | 27 |
| 下血 | 12 |
| 下剤 | 100 |
| 血栓対策 | 93 |
| 結腸切除術 | 55 |
| 血便 | 12 |
| 欠乏性食欲不振 | 34 |
| 下痢 | 28, 29 |
| 健胃消化薬 | 97 |
| 限局性圧痛 | 19 |

### こ
| 抗HBsヒト免疫グロブリン | 62 |
|---|---|
| 抗ガストリン薬 | 97 |
| 抗肝炎ウイルス薬 | 97 |
| 抗癌薬 | 24, 95, 103, 104 |
| 後期ダンピング症候群 | 52 |
| 抗凝固療法 | 93 |
| 攻撃因子 | 49 |
| 攻撃因子抑制薬 | 97 |
| 抗コリン薬 | 97 |
| 抗腫瘍性抗生物質 | 103 |
| 抗ドパミン薬 | 98 |
| 絞扼性イレウス | 32 |
| 鼓音 | 15 |
| コーピング | 106 |
| ゴム輪結紮療法 | 60 |

### さ
| 臍周囲部痛 | 22 |
|---|---|
| 催吐性リスク | 24 |
| 臍ヘルニア | 14 |
| 左下腹部痛 | 22 |
| 左季肋部痛 | 22 |
| サブスタンスP | 24 |

### し
| 痔核 | 60 |
|---|---|
| 痔核結紮切除術 | 60 |
| 弛緩性便秘 | 27 |
| 視診 | 13, 14 |
| シートン法 | 60 |
| シャルコーの三徴 | 72 |
| 周術期栄養管理 | 37 |
| 収斂薬 | 99 |
| 手指衛生 | 91 |
| 手術創の清浄度 | 89 |
| 手術部位感染 | 89 |
| 出血性ショック | 84 |
| 腫瘍マーカー | 42 |
| 漿液性囊胞腫瘍 | 76 |
| 消化運動機能試験 | 38 |
| 消化管運動改善薬 | 97 |
| 消化管運動調整薬 | 97 |
| 消化吸収機能試験 | 38 |
| 消化酵素薬 | 97 |
| 消化器心身症 | 105 |
| 消化性潰瘍治療薬 | 97 |
| 消化態栄養 | 86 |
| 症候性便秘 | 27 |
| 症状性精神障害 | 105 |
| 上部消化管内視鏡 | 41 |
| 上腕筋囲 | 35 |
| 上腕三頭筋部皮厚 | 35 |
| 上腕周囲長 | 35 |
| 食後愁訴症候群 | 59 |
| 触診 | 17 |
| 食道アカラシア | 43 |
| 食道胃透視 | 40 |
| 食道癌 | 45, 46 |
| 食道手術 | 47 |
|---|---|
| 食道静脈瘤 | 43 |
| 食道内pHモニター | 38 |
| 食道内圧測定 | 38 |
| 食道内視鏡治療 | 47 |
| 食道裂孔ヘルニア | 43 |
| 食欲不振 | 34 |
| ショックインデックス | 84 |
| 止痢薬 | 99 |
| 痔瘻 | 60 |
| 新犬山分類 | 63 |
| 心窩部痛症候群 | 59 |
| 人工肛門 | 94 |
| 人工肛門造設術 | 94 |
| 滲出液 | 30 |
| 滲出性下痢 | 29 |
| 浸潤性膵管癌 | 76 |
| 心身症 | 105 |
| 振水音 | 14 |
| 腎嚢 | 18 |
| 浸透圧性下痢 | 29 |
| 心肺蘇生 | 80 |

### す
| 膵液瘻 | 78 |
|---|---|
| 膵炎 | 74 |
| 膵外分泌機能検査 | 39 |
| 膵癌 | 76, 77 |
| 膵管内乳頭粘液性腫瘍 | 76 |
| 膵疾患治療薬 | 101 |
| 膵切除術 | 77 |
| 膵臓手術 | 78 |
| 膵体尾部切除術 | 77 |
| 膵頭十二指腸切除術 | 77 |
| ストーマケア | 94 |
| ストレス | 23 |
| ストレスコーピング | 106 |
| ストレスマネジメント | 106 |

### せ
| 清音 | 15 |
|---|---|
| 整腸薬 | 99 |
| 制吐薬 | 102 |
| 成分栄養 | 86 |
| 接触感染 | 92 |
| セロトニン受容体 | 24 |
| セロトニン受容体作動薬 | 102 |
| 全身性浮腫 | 31 |
| 選択的ムスカリン受容体 | |

| | | |
|---|---|---|
| 拮抗薬 | 97 | |
| 選択的ニューロキニン受容体拮抗薬 | 102 | |
| 腺房細胞腫瘍 | 76 | |
| せん妄 | 105, 107, 108 | |

## そ

| | |
|---|---|
| 早期ダンピング症候群 | 52 |
| 双手法 | 17 |
| 総胆管結石 | 69, 72 |
| 総胆管結石摘出術 | 72 |
| 組織修復・粘液産生分泌促進薬 | 98 |

## た

| | |
|---|---|
| 体格指数 | 35 |
| 代謝拮抗薬 | 103 |
| 体重変化 | 36 |
| 体性痛 | 21 |
| 大腸癌 | 54, 55, 56 |
| 大腸性便秘 | 27 |
| 大腸ポリープ | 53 |
| 濁音 | 15 |
| 濁音界 | 15, 16 |
| 打診 | 15, 16 |
| 打診音 | 15 |
| タール便 | 26 |
| 胆管切開・Tチューブ留置術 | 72 |
| 胆汁瘻 | 78 |
| 単純性イレウス | 32 |
| 弾性ストッキング | 93 |
| 胆石症 | 69 |
| 胆道痛 | 70 |
| 胆道疾患治療薬 | 101 |
| 胆道ドレナージ | 73 |
| 胆嚢結石 | 69 |
| 蛋白エネルギー低栄養状態 | 37 |
| 蛋白分解酵素阻害薬 | 101 |
| ダンピング症候群 | 52 |

## ち

| | |
|---|---|
| 遅発性嘔吐 | 24 |
| 中間痔核 | 60 |
| 中枢性嘔吐 | 23 |
| 中枢性食欲不振 | 34 |
| 中毒性食欲不振 | 34 |
| 中枢制吐薬 | 102 |
| 注腸造影 | 40 |
| 腸運動抑制薬 | 99 |
| 腸管運動亢進による下痢 | 29 |

| | |
|---|---|
| 腸管運動低下による下痢 | 29 |
| 聴診 | 14 |
| 腸閉塞症 | 32 |
| 腸管性便秘 | 27 |
| 直腸前方切除術 | 56 |

## つ・て

| | |
|---|---|
| ツーピース型 | 94 |
| 低栄養 | 27 |
| デファンス | 19 |

## と

| | |
|---|---|
| 動注リザーバ | 88 |
| 吐血 | 25 |
| ドパミン-2受容体拮抗薬 | 102 |
| 吐物 | 23 |
| 兎糞状便 | 26 |
| トポイソメラーゼ阻害薬 | 104 |
| トラウベの三角 | 15 |
| ドレインパウチ | 94 |

## な

| | |
|---|---|
| 内痔核 | 60 |
| 内視鏡の逆行性膵胆管造影 | 75 |
| 内視鏡的硬化療法 | 44 |
| 内視鏡的静脈瘤結紮術 | 44 |
| 内視鏡的食道静脈瘤硬化療法 | 44 |
| 内視鏡的乳頭括約筋切開術 | 72 |
| 内視鏡的粘膜下層剥離術 | 46, 51 |
| 内視鏡的粘膜切除術 | 46, 51 |
| 内臓性食欲低下 | 34 |
| 内臓痛 | 21 |

## に

| | |
|---|---|
| 日本語版便秘評価尺度 | 27 |
| ニューロキニン1受容体 | 24 |
| 認知症 | 105 |

## ね

| | |
|---|---|
| 粘液性嚢胞腫瘍 | 76 |
| 粘膜保護薬 | 98 |

## は

| | |
|---|---|
| 肺肝境界 | 15 |
| 排便指標 | 41 |
| 白金製剤 | 104 |
| パフォーマンスステータ | |

| | |
|---|---|
| ス | 45 |
| ハム | 14 |
| 針刺し事故 | 62 |
| ハリス・ベネディクトの式 | 36 |
| ハルトマン手術 | 56 |
| バルーン閉塞下経静脈的塞栓術 | 44 |
| 瘢痕ヘルニア | 14 |
| 反射性嘔吐 | 23 |
| 半消化態栄養 | 86 |
| 板状硬化 | 19 |
| 反跳痛 | 19 |

## ひ

| | |
|---|---|
| 脾腫 | 16 |
| 微小管阻害薬 | 104 |
| 脾臓 | 18 |
| ピットパターン分類 | 53 |
| 必要エネルギー量 | 36 |
| 飛沫感染 | 62 |
| 肥満 | 36 |
| 標準予防策 | 91 |
| ビルロートⅠ法 | 52 |
| ビルロートⅡ法 | 52 |

## ふ

| | |
|---|---|
| フィブリンシース | 88 |
| フェイススケール | 20 |
| 深い触診 | 17 |
| 腹会陰式直腸切断術 | 56 |
| 腹腔鏡下総胆管切石術 | 72 |
| 腹腔鏡下胆嚢摘出術 | 72 |
| 腹腔鏡下手術 | 56 |
| 複雑性イレウス | 32 |
| 腹水 | 16, 30 |
| 腹痛 | 21 |
| 腹部外傷 | 84 |
| 腹部動脈雑音 | 14 |
| 腹部の区分 | 13 |
| 腹部膨満 | 31 |
| 腹部膨隆 | 14 |
| 腹壁静脈の怒張 | 14 |
| 腹壁ヘルニア | 14 |
| 腹膜刺激症状 | 19 |
| 腹膜摩擦音 | 14 |
| 浮腫 | 31 |
| フッキングテクニック | 17 |
| ブリストル便形状スケール | 26 |
| ブルイ | 14 |
| ブルンベルグ徴候 | 19 |

| | | |
|---|---|---|
| プロスタグランジン製剤 | 98 | |
| プロトンポンプ阻害薬 | 97 | |
| 分子標的治療薬 | 104 | |
| 分泌性下痢 | 29 | |

### へ
| | |
|---|---|
| 閉塞性イレウス | 32 |
| 閉塞性黄疸 | 33 |
| ベインスケール | 20 |
| ヘリコバクターピロリ除菌薬 | 98 |
| 便 | 26 |
| 便失禁関連皮膚障害 | 28 |
| 便潜血反応 | 25 |
| 便秘 | 27 |

### ほ
| | |
|---|---|
| 防御因子 | 49 |
| 防御因子増強薬 | 98 |
| 防護用具 | 91 |
| 星原分類 | 48 |
| ポート露出 | 88 |
| ポリペクトミー | 53 |

| | | |
|---|---|---|
| ホルモン類似薬 | 104 | |

### ま
| | |
|---|---|
| マイルス手術 | 56 |
| マックバーニー点 | 19 |
| 末梢性制吐薬 | 102 |
| 麻痺性イレウス | 32 |
| 慢性肝炎 | 63 |
| 慢性下痢 | 29 |
| 慢性膵炎 | 75 |

### み
| | |
|---|---|
| ミニパウチ | 94 |
| ミリガンモルガン法 | 60 |

### め・も
| | |
|---|---|
| メタリックサウンド | 14 |
| メドゥーサの頭 | 6 |
| 盲痔核 | 60 |

### や・ゆ
| | |
|---|---|
| 薬剤性便秘 | 27 |
| 幽門側胃切除術 | 51 |
| 幽門輪温存膵頭十二指腸切除術 | 77 |

### よ
| | |
|---|---|
| 溶血性黄疸 | 33 |

| | | |
|---|---|---|
| 予期性嘔吐 | 24 | |

### ら
| | |
|---|---|
| ラザラスのストレス理論 | 106 |
| ラジオ波焼灼術 | 68 |
| ラテックス法 | 25 |
| ランツ点 | 19 |

### り
| | |
|---|---|
| リキャップ | 92 |
| リザーバ | 88 |
| 理想体重 | 35 |
| リパルタ反応 | 30 |

### る・れ
| | |
|---|---|
| ルーワイ法 | 52 |
| レイノルズの五徴 | 69 |
| レジメン | 95 |

### ろ・わ
| | |
|---|---|
| 漏出液 | 30 |
| ロサンゼルス分類 | 48 |
| 肋骨脊柱角 | 18 |
| ローマⅢ | 59 |
| ワンピース型 | 94 |

---

**参考文献**

科学的根拠(evidence)に基づく胃潰瘍診療ガイドラインの策定に関する研究班編. EBMに基づく胃潰瘍診療ガイドライン. じほう, 2003.

科学的根拠に基づく肝癌診療ガイドライン作成に関する研究班編. 科学的根拠に基づく肝癌診療ガイドライン. 金原出版, 2005.

日本消化器内視鏡学会監. 消化器内視鏡ガイドライン第3版. 医学書院, 2006.

日本腎臓学会編. 慢性肝炎診療のためのガイドライン. 日本肝臓学会, 2007.

日本肝癌研究会編. 臨床・病理原発性肝癌取扱い規約(第5版). 金原出版, 2008.

合同研究班参加学会(日本循環器学会, 日本医学放射線学会, 日本胸部外科学会他), 循環器病の診断と治療に関するガイドライン(2008 年度合同研究班報告) 肺血栓塞栓症および深部静脈血栓症の診断、治療、予防に関するガイドライン(2009年改訂版). http://www.j-circ.or.jp/guideline/pdf/JCS2009_andoh_h.pdf

竹末芳生, 藤野智子編. エキスパートナース・ガイド 術後ケアとドレーン管理. 照林社, 2009.

日本胃癌学会編. 胃癌取扱い規約(第14版). 金原出版, 2010.

日本癌治療学会編. 制吐薬適正使用ガイドライン2010年5月[第1版]. 金原出版, 2010.

宇佐美 眞, 白坂大輔編. エキスパートナース・ハンドブック 消化器内科ケア. 照林社, 2010.

日本蘇生協議会, 日本救急医療財団監. JRC蘇生ガイドライン2010. へるす出版, 2011.

種池禮子, 岡山寧子編. スキルアップパートナーズ ヘルス・フィジカルアセスメント. 照林社, 2012.

道又元裕監, 杉山政則, 有村さゆり編. 見てわかる消化器ケアー看護手順と疾患ガイド. 照林社, 2012.

日本膵臓学会編. 膵癌取扱い規約(第6版補訂版). 金原出版, 2013.

大腸癌研究会編. 大腸癌取扱い規約(第8版). 金原出版, 2013.

(発行年順)

# 豆チョコ 消化器ケア

2014年6月4日　第1版第1刷発行

監修者　竹田　泰
発行者　有賀　洋文
発行所　株式会社　照林社
　　　　〒112-0002
　　　　東京都文京区小石川2丁目3-23
　　　　電話　03-3815-4921（編集）
　　　　　　　03-5689-7377（営業）
　　　　http://www.shorinsha.co.jp/
印刷所　共同印刷株式会社

- 本書に掲載された著作物（記事・写真・イラスト等）の翻訳・複写・転載・データベースへの取り込み、および送信に関する許諾権は、照林社が保有します。
- 本書の無断複写は、著作権法上の例外を除き禁じられています。本書を複写される場合は、事前に許諾を受けてください。また、本書をスキャンしてPDF化するなどの電子化は、私的使用に限り著作権法上認められていますが、代行業者等の第三者による電子データ化および書籍化は、いかなる場合も認められていません。
- 万一、落丁・乱丁などの不良品がございましたら、「制作部」あてにお送りください。送料小社負担にて良品とお取り替えいたします（制作部 ☎0120-87-1174）。

検印省略（定価はカバーに表示してあります）
ISBN978-4-7965-2324-0
©Shorinsha/2014/Printed in Japan